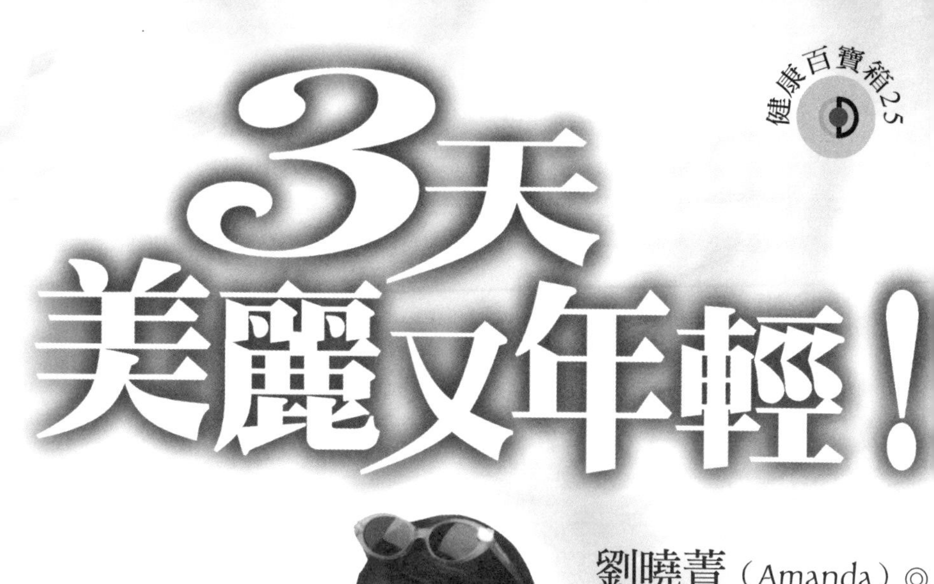

劉曉菁（Amanda）◎

~3天煥妳亮麗容顏~

- ◆什麼方法能讓膚質變好，讓別人猜不出真正的年齡
- ◆19歲得到癌症的她，如何存活至今，而且光采美麗
- ◆花最少的錢就能輕鬆改善膚質的方法。
- ◆3天減3公斤的健康瘦身法。
- ◆年輕10歲及延遲老化的秘訣。
- ◆ 成功抗癌的經驗分享。

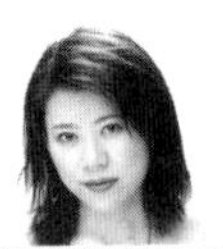

推薦序

資深專業彩妝造型師
許有湘（Shirley Hsu）

從事專業彩妝造型工作多年，所接觸的藝人、模特兒，並不是每一位都屬於「天生麗質」、外型出眾者，但是藉由彩妝及造型後，皆能讓她們在眾人面前呈現光鮮亮麗，最美好的一面！

看了此書後，我認爲，雖然阿曼達本身並不是從事專業造型之工作人員，但是她在這方面的概念很強，方法也很正確，而且書中沒有繁文縟節，敘述淺顯易懂，相信一般讀者更能掌握要點，了解基本的造型概念，讓自己倍加年輕，倍加美麗!!

第一次看到阿曼達時，很難相信她已是一名七歲小孩的媽！她的皮膚狀況、外表及裝扮比實際年齡年輕很多，不論她所提出洗臉、皮膚保養……乃至生活注意細節，每個觀念都非常重要，也是一般人常忽略的地方，相信讀者讀了這本書後，一定可以讓自己更美麗、更有自信!!

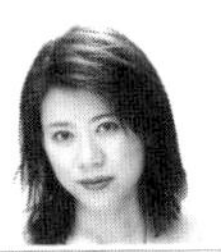

自序

在我二十多歲時，常有許多認識跟不認識的人讚美我的皮膚，問我是如何保養的？用什麼牌子的保養品？因爲讚美的人及次數很多，所以後來聽到他人的讚美也沒什麼感覺，倒是因爲常被詢問「如何保養？」，每次都要花時間解說個人保養之道，所以後來乾脆寫在紙上，影印給那些主動問我的人。

其實我自己過去也曾經皮膚黯沉無光、臉上長滿青春痘，對自己的皮膚及身材眞是傷透腦筋！在經過正確的洗臉方法、選擇適合的保養品，以及正常的飲食、生活習慣後，證明確實有效地改善了肌膚及肥胖的狀況！

我現在已經35歲，每次跟兒子出去，當他在不認識的人面前叫

劉曉菁
88.11.20

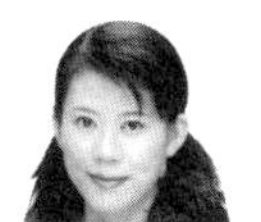

我「媽咪」時，周圍的人都會用〃異樣眼光〃看我，甚至驚訝的問我。（因爲我看起來實在不像七歲小孩的媽），後來我乾脆與小孩協議，以後出門時叫我姊姊或阿姨算了！（可是兒子說，妳本來就是我媽媽，爲什麼要叫阿姨？）

妳希望改變自己、讓自己更年輕漂亮嗎？妳希望自己擁有白皙亮麗的肌膚嗎？妳還未婚卻看起來像是有孩子的媽？或是認命於自己的實際年齡，做一名「歐巴桑」？從本書中，妳會發現，原來改造自己、讓自己更年輕、美麗的方法就是這麼簡單！請準備迎接一個全新的自己吧!!

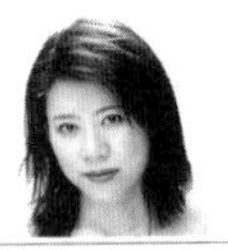

目錄

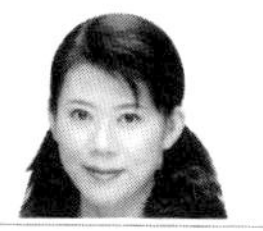

目錄

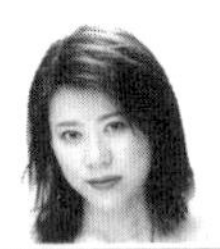

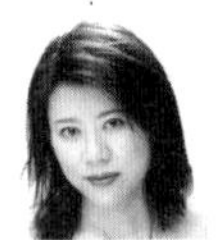

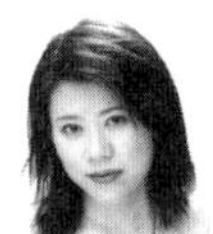

3天美麗又年輕！

【緣起】

每一位愛美的女性都希望自己能夠更美麗、更年輕，雖然有一句話說：「天下沒有醜女人，只有懶女人。」但我個人卻認為，除了「毅力、恆心」之外，使用「正確的方法」才能事半功倍、迅速擁有年輕與美麗！

以前，我的臉上也曾長滿了青春痘，本身也不懂得如何打扮。雖然從學生時代開始，個人對於美容、減肥相關之資訊也接

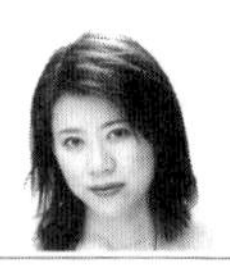

觸不少，但是往往不是看過就忘記，或是方法太複雜，實行不易、不方便，要不然就是效果不大。所以在經過多年的摸索與親身體驗証明後，特別整理出個人之心得，將效果好又實行容易的方法，與愛美的讀者們一起分享。

肌膚的細胞，藉著新陳代謝的重複，會不斷地汰舊換新，但是隨著年齡的增加，新陳代謝的速度就會趨緩，肌膚就慢慢老化，失去彈性與透明。老化是不可避免的，但是利用正確的方法是可以延緩老化的！

妳可能猜不出來，我已經快三十五歲了，而且是一名七歲小孩的媽！希望妳也能與我一樣，有效改善膚質與外表，「變身」成功，迅速獲得年輕、美麗與自信!!

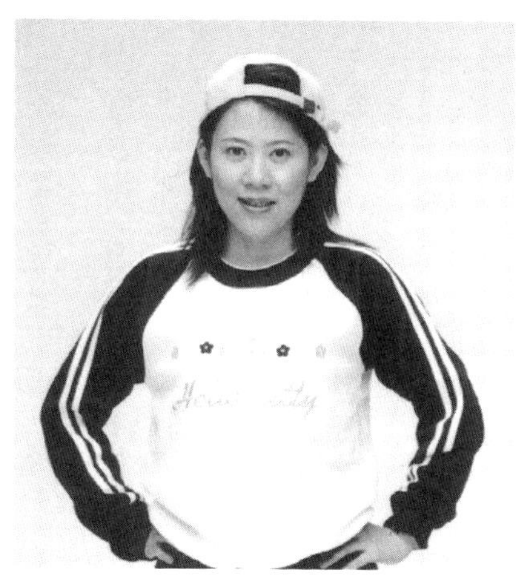

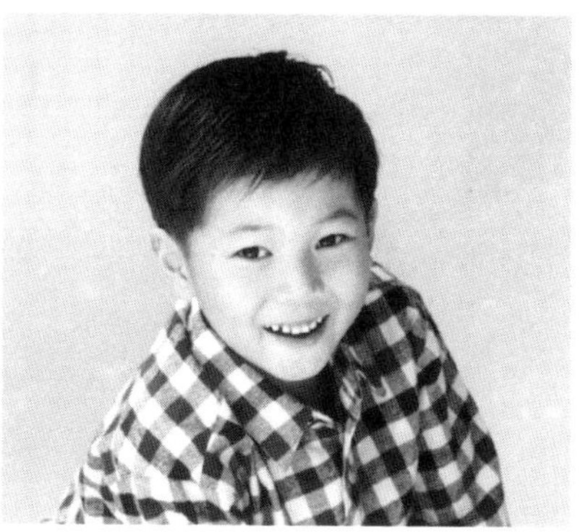

作者與其七歲小兒

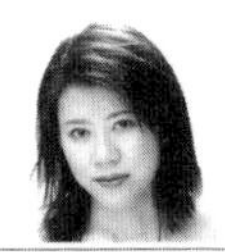

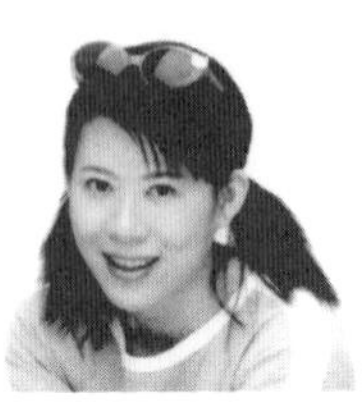

成功變身計劃總體檢

想要改變自己，變年輕、變美麗，都是要先經過「檢討」（*check*），瞭解、發現自己的缺點所在，然後再利用方法，對症下藥「行動」（*action*），徹底改善，才能有效、成功地獲得美麗與年輕！

首先，就請各位一起「總體檢」，針對下列各個「體檢項目」，檢查與發現自己的缺點所在。

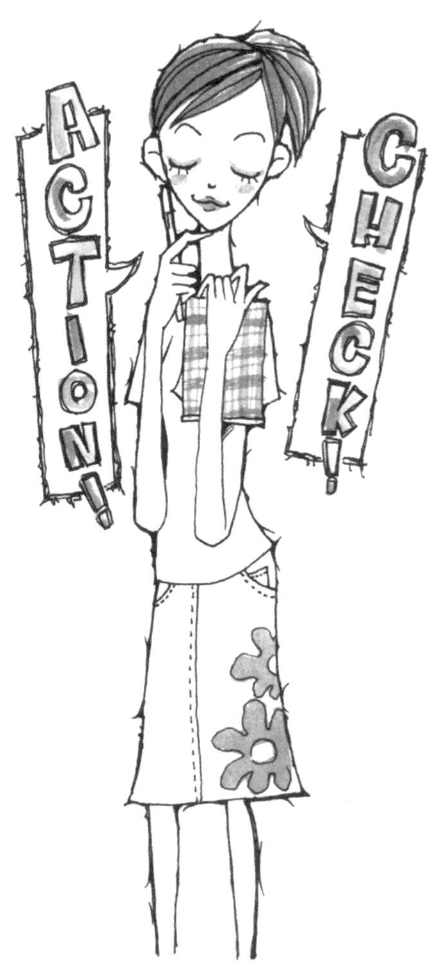
ACTION!
CHECK!

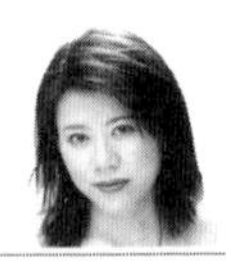

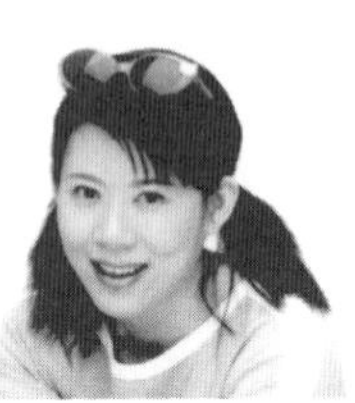

體檢一——身材是否過胖？

「身材胖，穿什麼都難看！」這的確是個事實。即使用寬大的衣服來遮住自己肥胖的身材，那也只是「自欺欺人」、消極的作法。

肥胖的人不僅對自己較沒自信，通常在交友與工作方面也會比較吃虧。

為什麼會肥胖？當熱量的攝取大於消耗，多餘的熱量就會以脂肪的形式積存在體內。

減肥很難嗎？

我覺得「方法」與「恆心」是減肥成功與否的二個重要關

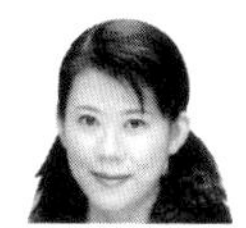

鍵。

減肥的方法很多，但是哪一種最有效、最安全、最省錢呢？從高中至今，我嘗試過非常多的瘦身方法，這些方法可能很多讀者也用過，例如：

「減肥食譜」——不少醫院或減肥中心都會開出減肥食譜，但因為每個人的生活狀況不盡相同，有時也不便準備、或在某些場合吃到這些食譜中的菜色，所以仍要依照自己的情況來規劃適合自己且容易實行的飲食計劃及菜單。

「減肥藥」——不當的減肥藥（包括中藥及西藥），常混有「安非他命」，以抑制下視丘攝食中樞，達到降低食慾的目的，但這會對身體產生嚴重的副作用，不僅危害到健康，甚至有人曾經吃了含有安非他命或不明成份之減肥藥而喪命！

我本身也曾經買過在報上刊登大幅廣告之數種減肥藥品，吃

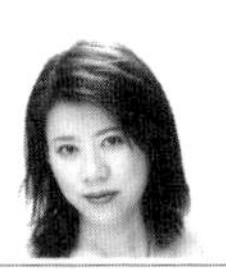

了以後，會一直想排便，而且會有心跳過快（心悸）、失眠等情形出現，後來這些藥品被消費者檢舉後，經過化驗，竟然含有危害身體健康之成份或是「安非他命」。

在報章雜誌、電視的第四台購物頻道，常會出現許多「誇大、不實」之減肥廣告及宣傳，消費者一定要審慎評估，千萬不要輕易嘗試，務必三思而後行！

如果一定要利用「減肥藥」來減肥，務必要選擇經過衛生署核准之合法減肥藥品才行，當然，如果，經過醫生指導後再服用會更安全。

在使用任何減肥藥品後，如果身體有不舒服或異常情形出現，應立即停止服用，並迅速就醫診斷，甚至提供減肥藥品予醫院、衛生署相關單位檢驗！

低卡代餐包——易發生營養不良。

利尿劑——體重會下降，但失去的只是「水份」而已，長期使用會引起腎功能異常、痛風、糖尿病等疾病。

瀉藥——可能會嘔吐、腸胃痙攣，長期使用會產生腸胃疾病（例如：便祕、腸功能不良），嚴重時甚至會脫水、暈厥，因電解質不平衡而死亡。

三溫暖、減肥衣（褲）——只是減去水份的重量。

減肥茶——使食慾下降，達到減少食量的目的，但會造成營養不良的情形。如不繼續食用，體重很快就回昇。有些減肥茶可能摻有「麻黃素」及不明藥物成份，造成焦慮不安、心跳不整、失眠等多種副作用。

強力磁石、遠紅外線減肥褲、減肥按摩器（帶）——效果不彰，事實上也無科學上之証明。

減肥膏——最多只能消除皮膚表面的海棉組織，無法減少脂

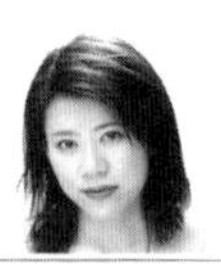

肪、減輕體重。

外科手術（抽脂）——費用高，有一定的風險存在（例如：抽過多脂肪易造成肺水腫、休克、血液流失過多，另外也可能有脂肪拴塞及痲醉的危險），手術後也可能產生副作用或瘀血、皮膚皺褶等現象。如果飲食及生活習慣沒有改變，仍然會產生復胖的情形。

節食——吃很少或是不吃食物，但因為身體沒有足夠的熱量去應付基本生理機能所需的能量，所以新陳代謝率降低，不僅沒有體力，脂肪反而愈來愈多，產生愈減愈肥的結果。

上減肥瘦身中心——減肥（瘦身）中心大致分為數種。「健身房」是以健身為取向，但也可同時減重，效果不錯，但要選擇適合的健身器材，或經教練指導後使用，否則體重沒減少，卻練出一身肌肉；有一種減肥中心的訴求點是由「營養師」指導顧客

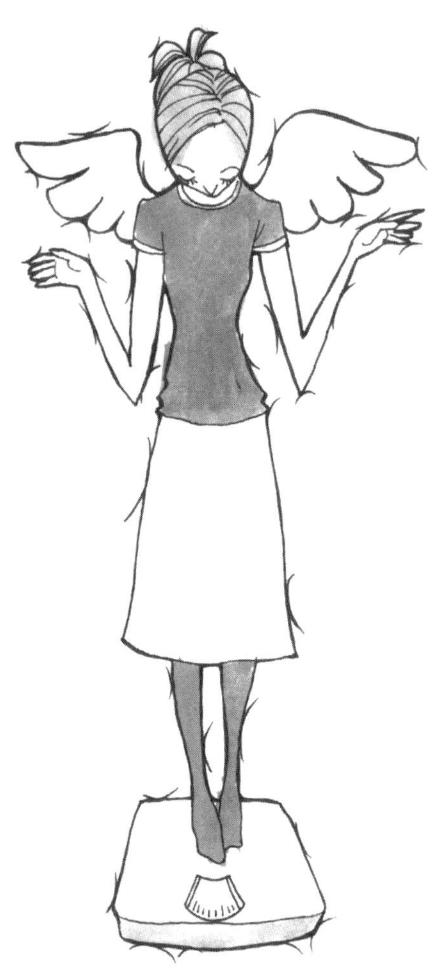

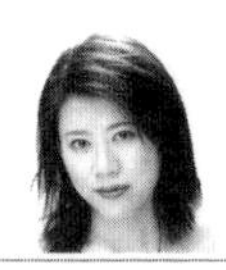

正確飲食習慣，每日檢查顧客的餐飲紀錄，或是介紹「營養健康的減肥食譜」，這種收費通常是「減一公斤約一萬元」。（我的同事曾經試過）；還有一種就是類似「媚×峰」、「最佳×主角」之類的瘦身中心，通常是利用三溫暖、推脂、按摩或是「壓力艙」等許多新奇、時髦的花樣。我本身也曾經嘗試過，此類瘦身中心之收費相當地昂貴，「一種課程」通常二、三萬～七、八萬都有。而且美容師一定會告訴妳，妳的身材必須要搭配「數種課程」才會有具體的效果，所以又得花上至少十萬元以上。

曾有不少的消費者礙於情面（不好意思拒絕推銷）及想要快速的瘦身效果，所以花了大筆銀子買了許多課程（曾在報上得知，有人花費上百萬元！），但因為減肥的效果並沒有預期的大，所以也引起不少消費者糾紛及官司！

所謂「羊毛出在羊身上」，瘦身中心一年投入上千萬元作宣傳、打廣告，想減肥的朋友千萬要睜亮眼睛，看緊自己的荷包為宜！

減肥的花樣真的多到令人眼花瞭亂，對於上述所提之減肥法，除了利尿劑和外科手術外，我都曾親身體驗、嘗試過，但是最後我發現，還是只有**「增加運動量」**、**「改變飲食習慣」**雙管齊下，才是最安全、最有效、最經濟的減肥方法。

減重之「飲食管理」

●真正有效的減肥，不是「不吃」，而是「有選擇性」的吃，搭配均衡的飲食，減少飲食中的油脂，在食物的種類和攝取次數上作些調整與改變。

●早餐一定要吃，晚餐可以吃的少一點，餐餐都要規律、正常。

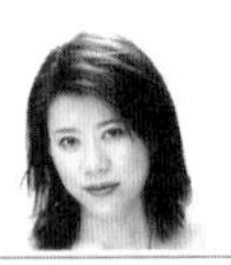

●儘可能採用無油或低油烹調方式，避免油炸、燒烤的食物。（如果無法避免吃油炸食物，應先去除油炸表皮，再放於吸油紙上吸去多餘油脂。）

●肉可以吃，但是最好先去皮及肥肉，雞肉比豬、牛肉脂肪少。肉類又以「里肌肉」，較適合減肥者。

●避免喝經過勾芡、加麵糊等方式作成之濃湯、羹湯。

●吃飯時，準備一杯（碗）熱開水，如果食物太油，不妨先用開水瀝掉油份。

●減肥期間，儘量不要吃麵，減重效果會較快；晚餐儘量不要喝湯，小腹會瘦得較快。

●多喝水（一天至少八杯，約一千八百CC至二千CC左右），尤其進食前喝水可增進新陳代謝及飽足感。

●吃新鮮蔬果，避免瓶裝果汁（因糖份過多）。

●少喝汽水，可改喝無糖飲料或茶。

●不要吃宵夜，睡前三小時不要再進食。

●「少量多餐」較不會產生生理及心理對食物的渴望，而暴飲暴食或去吃不適當的食物。

●吃清淡的食物，減少沾醬、刺激性的調味品、鹽份及糖份之攝取。

●喝湯時，撇開浮油。

●吃東西儘量「細嚼慢嚥」，不僅較易產生飽足感，避免吃下過多的食物，另外也可幫助消化。

●多攝食高纖維的食物，避免產生便祕。肥胖的人，大多都有便祕的習慣，多吃纖維食物，不僅易產生飽足感，而且可以促進腸胃蠕動，幫助排泄。「膳食纖維」能吸水、膨脹，延長食物在胃中的停留時間，減少饑餓感，所以亦可幫助減肥。

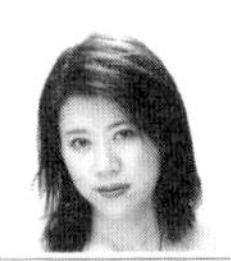

水溶性纖維——大麥、燕麥麩、豆類、水果。

非水溶性纖維——穀類、蔬菜。

● 黃綠色蔬菜有助於通便。例如：青江菜、油菜、菠菜、萵苣都是不錯的選擇。以青江菜來說，其纖維質多，維他命和礦物質亦豐富，不僅能淨化血液，促進血脂代謝，也深具美容養顏的功效！

● 「豆腐」裡的大量蛋白質可促進身體的新陳代謝，將肥胖的體質改善為「易瘦型」體質。豆腐是低卡路里、高蛋白質的食品，也是減肥者的理想食品。

● 改變「採購習慣」，在購物前先列好「採購清單」，控制購買慾望，避免購買不必要或多餘的食物、點心。

● **喝「優酪乳」減肥法——**不僅美容養顏，又可以瘦身、清理腸胃！

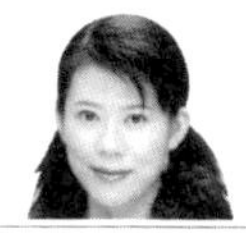

我曾經連續三天，三餐都喝250g的優酪乳，如果肚子還會餓，就吃幾片蘇打餅乾及水果，三天下來，就瘦了二、三公斤。

●「三天蘋果餐」減肥法——這是我試過最快速、最有效的減肥法。

此減肥法，一天可瘦一公斤。三天下來，至少瘦三公斤（甚至更多）。但是要注意的是，一個月只能實行一次（每次三天）。這三天不管吃多少顆蘋果都可以（打成果汁亦可，但不是市售的蘋果汁飲料）。蘋果的數量沒有限制，但是我個人每天都會再吃一顆綜合維他命來補充營養。

如果妳不太適應三餐都是吃蘋果，也可以改為一天一、二餐為蘋果餐，也是同樣能達到減重的效果，只是沒有每餐都吃蘋果效果來得快。

●喝水減肥法——根據體內水份交換原理所發展出來的自然

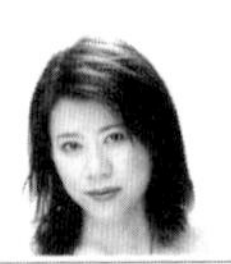

減肥法。在日本非常流行，減肥效果頗佳，一個月至少可減三公斤以上！但如果本身是「尿毒症」或「尿崩症」患者，千萬不能使用「喝水減肥法」來減肥，以免產生危險。

▲第一種喝水減肥法：

1. 用餐前一定要先喝下三百CC的開水。
2. 用餐時「細嚼慢嚥」，儘可能放慢速度（比平常速度慢2～3倍）。
3. 用餐時吃一口飯就喝一口水或茶。
4. 用餐前半段先吃蔬菜。
5. 挑選味道清淡的食物，少吃重鹽的菜、肉。
6. 吃飽飯後立即漱口或刷牙。

▲第二種喝水減肥法：

1. 一公升的開水裡加上半粒檸檬原汁混合而成的「檸檬水」

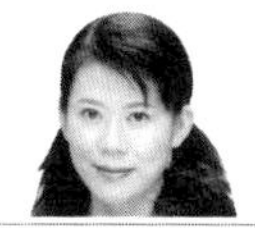

置於冰箱裡。

2.每日至少喝下三公升的檸檬水。（檸檬水不僅解渴，而且可有效抑制不當的飲食慾望。）

3.不需要特別節食，但必須時常補充飲用檸檬水。

4.每日必須至少運動十五分鐘，以助於排汗、排除體內有害物質。

減重之「運動管理」

●運動能舒緩壓力，避免因壓力引起的過量飲食，而且運動能讓體內脂肪迅速燃燒，減輕體重，提高基礎代謝率。

●減肥最有效的運動就是「有氧運動」，不僅可燃燒脂肪、幫助減重，而且能促進心肺功能。「有氧運動」每次需持續二十～三十分鐘，溫和且慢慢加快心跳的方式。例如：有氧舞蹈、游

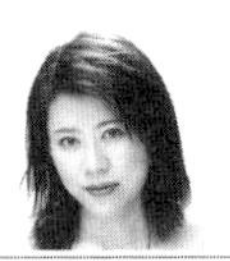

泳、慢跑、跳繩、騎腳踏車、打網球、走路等等。（對很少運動的人來說，最好先採漸進式，運動時間縮短一點，不妨從最簡單、輕鬆的「走路」開始。）

●理想的運動次數及時間為一周三次、每次三十分鐘左右。有效的運動及減肥方式不在於「激烈」，而是「持久」與「規律」，「五分鐘熱度」的減肥法是不可能成功的！

●用餐完畢後，不要馬上坐下、躺著或趴下休息，否則「凸腹」及肥胖很快就上身。不妨四處走走逛逛，或做些家事，甚至邊看電視、邊站著原地踏步亦可。

●儘量多走路、多爬樓梯。

●多利用時間運動，例如：走到較遠的地方購物、用餐或搭公車時提前一站下車。

●「自助旅行」及「逛街」不失為輕鬆的減肥方法。

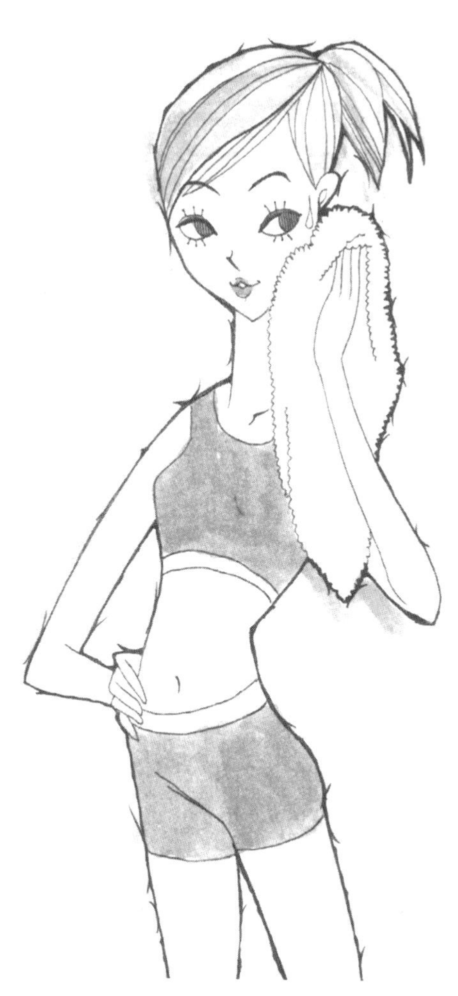

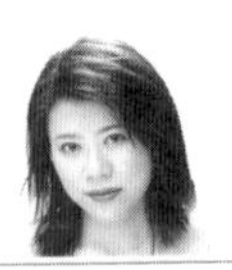

自助旅行時，常以雙腳代步，加上如果人生地不熟，常常會多走冤枉路，所以無形中就消耗許多的熱量。尤其是國人出國旅遊時，常常會在外面逛的筋疲力盡才回飯店休息。旅行的活動量大，熱量消耗多，所以一趟五、六天的自助旅行，瘦個二公斤也是常有的事。

「逛街」不僅是常見的休閒娛樂方式，也是減肥的好方法。邊走邊逛，不知不覺就消耗了許多的熱量，但是如果逛街後，來一客冰淇淋或是豐盛大餐，那麼就前功盡棄了！（逛街後，如果腳酸，回到家後不妨躺下，將雙腳抬高，置放於牆上。這不僅可以消除疲勞，亦可促進血液循環；平常在家空閒時，亦可將腳抬高十五分鐘，可讓腿部的線條更美！）

●減重後，為了避免產生肌膚「鬆弛」的情形，「運動」可緊實肌膚，讓減肥後的身材更健美。

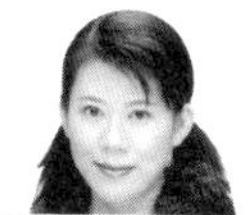

其他：

●養成每天定時測量體重的習慣（例如，每天起床如廁後）。不僅可以提醒自己注意身材及體重，也可每天準確地測量、得知減重之成效。

●牆上貼上幾幅身材姣好的美女海報、照片，也可激勵自己減肥的意志力及決心！

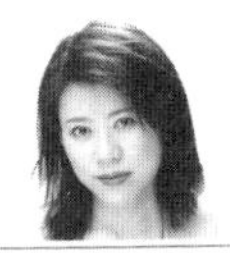

熱量參考表

熱量一百五十卡的食物

‧白飯半碗	‧稀飯一碗
‧土司二片	‧蘇打餅乾六片
‧冬粉一把	‧速食麵半包
‧碗粿半碗	‧漢堡半個
‧薯條一小包	‧水餃五個
‧粽子半個	‧燒餅油條半套
‧大包子半個	‧米粉一碗
‧布丁一杯	‧披薩一小片
‧洋芋片（十五片）	‧湯圓二粒半
‧雞腿半隻	‧魚丸六個
‧蛋二個	‧豆腐二塊
‧豆干五片	‧花生四十五粒
‧奶粉四平匙	‧鮮奶一盒
‧西瓜二片	‧香蕉一根
‧柳丁一個	‧冰淇淋半杯
‧養樂多二瓶	‧可樂一杯

其他食物之熱量

- ‧漢堡一個二百五十五卡
- ‧麥香堡（麥香雞）五百卡
- ‧麥克雞塊一個三百卡
- ‧奶昔一杯三百六十卡
- ‧可樂一罐一百六十五卡
- ‧運動飲料一罐一百卡
- ‧脫脂奶一罐八十卡
- ‧低脂奶一罐一百二十卡
- ‧全脂奶一罐一百七十卡
- ‧牛肉麵一碗四百七十卡
- ‧排骨麵一碗四百八十卡
- ‧雞腿麵一碗五百卡
- ‧小籠包一個一百二十卡
- ‧肉包一個二百一十卡
- ‧冰棒一支六十五卡

● 以上食物之熱量為粗估計算。

● 認識一般食物的卡路里，可幫助減重者在食物之攝取及選擇之參考。

燃燒熱量一百卡的方式

- 做家事三十分鐘
- 騎腳踏車二十～二十五分鐘
- 逛街三十分鐘
- 游泳十分鐘
- 跳繩十分鐘
- 爬樓梯七分鐘

（辛苦了老半天，才消耗一點點的熱量，是不是很辛苦呢？還是少吃一點，減重效果較快哦！）

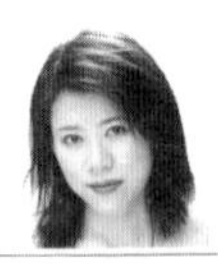

體檢二——妳會不會打扮？

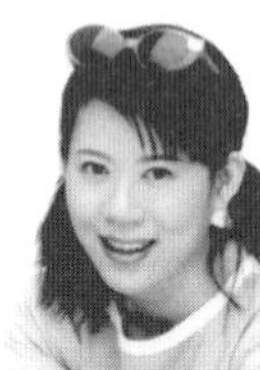

即使未曾受過服裝、造型設計方面之專業訓練的人，只要能掌握住幾個簡單的要點及基本觀念後，我相信也可以讓自己倍加年輕、倍增美麗！

△掩飾身材缺點的方法

很多人對自己的身材都不滿意，而有些身材上的瑕疵及缺點，並不能靠手術或一、二天的運動，就能馬上改變（甚至有些是先天的，無法改變！），所以就要善加利用「服飾」來改善，避免「突顯」出自己身材的缺點！

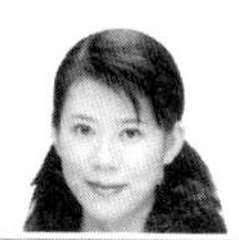

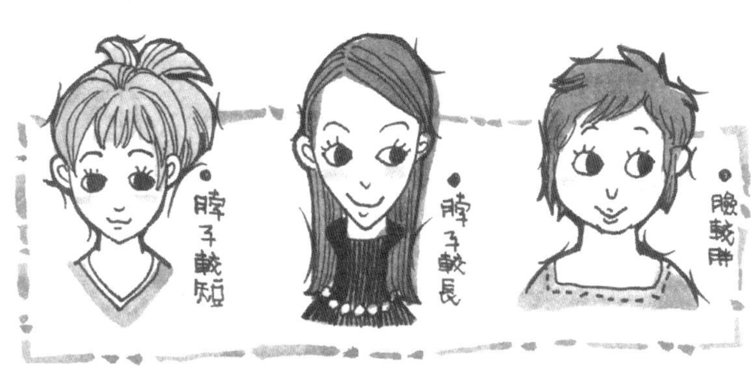

〈**粗脖子**〉

・儘量穿領口寬大的衣服，例如：方領、V字大領。

・領子附近的顏色要柔和。

・不要穿深色領、高領之衣服。

〈**短脖子**〉

・儘量露出脖子，穿領口為翻領、U字領、V字領的衣服，可將襯衫領子開大一點。

・避免用圍巾、短項鍊。

・不要穿高領或套頭衫。

・頭髮梳高為宜，或是剪個俏麗的短髮亦可。

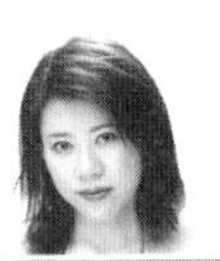

〈**長脖子**〉

・不要穿V字領的衣服，否則脖子顯得更長，較適合荷葉領、立領、高領、或圓領的衣服

・領口較大時，可配戴頸鍊或短鍊。

〈**胖臉**〉

・適合領口寬大之衣服，如長V領、大方領。

・避免穿高領、小V字領、或深色領之衣服。

〈**平胸**〉

・穿暖色系（如：紅色）、豐富的花色或顏色鮮豔的上衣，皆可帶來「膨脹感」。

・上衣可穿有口袋、大領結或摺紋的衣領，亦可利用領帶、別針等飾物，轉移「平胸」的視線。

・避免緊身、貼身服飾、V型領、素色的高領衫及領口開很大的衣服。

※豐胸小祕方：雖然作者平日對美胸、豐胸並無特別研究，但作者相信許多讀者可能對於「平胸」耿耿於懷，所以特別向親朋好友及內衣店銷售員「ㄠ」來許多豐胸小祕方，希望自己胸部「美而挺」的讀者們不妨試試看哦！

祕方一——洗澡時，使用蓮篷頭將「冷水」朝胸部兩側（約在腋窩下五公分處），「由下往上」，利用水的沖力來按摩、刺激胸部的穴道至少五～十分鐘。洗澡時間不可過長、水溫不可過熱。（超過攝氏37度的水溫會使胸部的肌膚鬆弛！）

祕方二——

▲在月經來的第一天和第二天，三餐都喝「紅豆湯」，而且一定要是用「紅糖」烹煮的紅豆湯。（因為紅豆有通乳的作用，而紅糖富有豐富的礦物質和維生素。）紅豆湯中也可加入老薑，

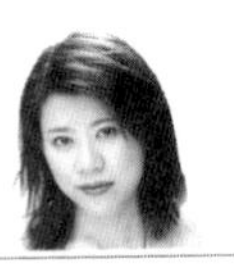

有去腫脹、緩和經痛的功效。

▲月經第三天及第四天則吃「麻油腰子」或「麻油豬肝」。（可打開乳腺）

祕方三——養成正確的生活習慣。

㈠選擇適合的胸罩。

▲有襯墊的胸罩最好避免常穿，因為它會限制乳房的自然律動，也會間接促使乳房流汗過多。

▲合適的胸罩不會在肩背上或乳房上留下痕跡。

▲運動時，最好換上特別為運動設計的胸罩，較能使乳房自然的擺動。

㈡抬頭挺胸，不可駝背。

㈢生活作息要正常。

▲熬夜、不規律的生活、極度疲勞，都會造成胸部提早老

化。

㈣體重避免急速變化。

▲勿拚命減肥後又復胖回來，這會使胸部嚴重變型。

〈**粗手臂**〉

・穿有袖子的衣服，避免無袖或袖口有鬆緊帶的衣服。

〈**小腹突出**〉

・穿上束褲。

・寬鬆的腰身設計，下襬稍寬、稍長之外套亦可掩飾缺點。

・寬鬆的上衣、直筒打摺的長褲；A字裙、無腰線剪接的連身裙，亦很適合。

・避免貼身窄裙及繫腰帶，要注意腰身不能太緊的原則。

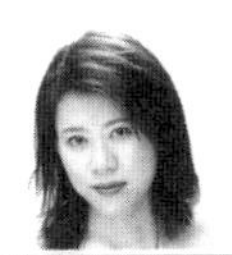

〈**蘿蔔腿**〉

・穿下襬較寬的裙子，例如：長窄裙、A字裙、百摺裙。

・穿有一點跟的鞋子，看起來較高眺，但避免穿細跟高跟鞋。

・襪子、鞋子的顏色與裙子接近較適宜。

・避免穿緊身長褲、迷你裙、七分褲、褲裙、及膝裙。

・我曾經試過一個改善「蘿蔔腿」的方法，效果不錯，讀者亦可試試看。

躺在平地（或床上），將雙腿舉高，與地面成九十度，兩腳在空中做左右交叉切換之運動。一天至少做一百下，一個月後，「蘿蔔腿」就會有改善哦！

〈**太瘦**〉

・儘量穿寬裙、百褶裙或寬鬆的長褲。

・衣領加一些變化，例如：花邊、摺紋設計。

・避免穿連身裙、緊身衣及暗色衣服，當然更不要穿直條紋衣服，否則顯得更瘦。

〈大臀部〉

・加強上半身的打扮，轉移大家對「肥臀」之注意。

・下半身避免穿明亮的紅色、鵝黃色、橘色，改穿深色衣服，有縮小臀部的效果。

〈身高太矮〉

・穿高跟鞋或流行的厚底鞋。（厚底鞋高度不要超過七公分以上，否則可能會有跌倒的危險！）

・穿直線條紋的衣服，產生變高的錯覺。

・適合中性色系，如：咖啡、灰、深藍色。

・不要繫寬腰帶。

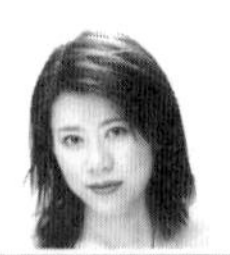

・款式簡單、一件式的洋裝，是不錯的選擇。
・戴個帽子。

△常見錯誤的打扮

一、配戴不適合臉型的眼鏡框

一般愛美的眼鏡族多半會選擇配戴「隱形眼鏡」。少了鏡架，臉蛋也顯得較清爽、明淨。（我到東京去旅遊時，發現路上竟然沒有一個女性戴眼鏡，問了導遊方才知道，日本女子愛美，所以幾乎不戴「鏡架式」的眼鏡。）但是有些人並不適合配戴隱形眼鏡或嫌隱形眼鏡清洗及保養手續麻煩，因此個人有以下二個建議可供眼鏡族參考：

1. 配戴線條簡單的眼鏡

建議選擇「無邊框」或適合臉形、眉形且線條簡單的眼鏡

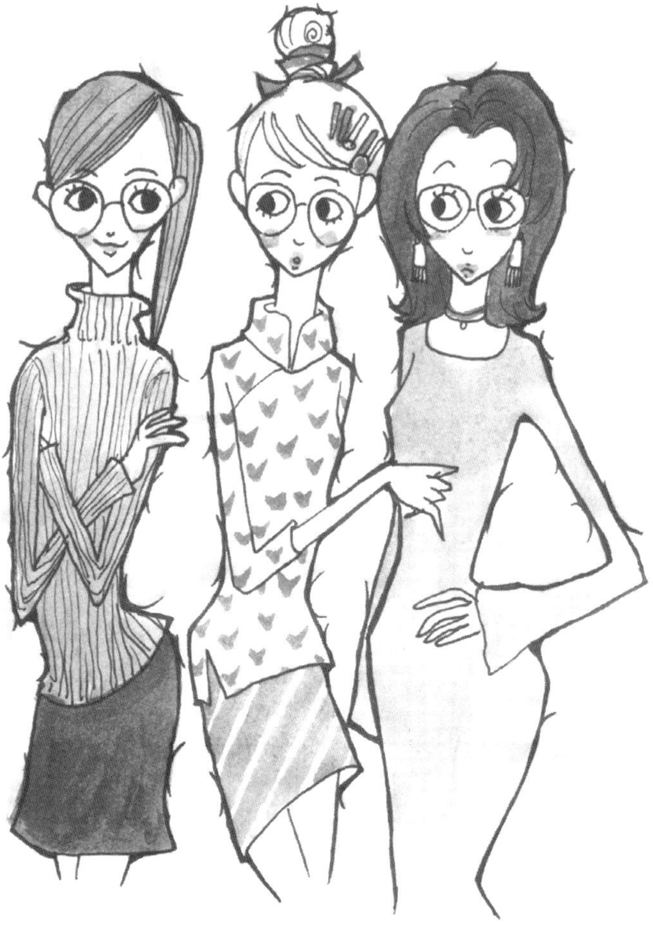

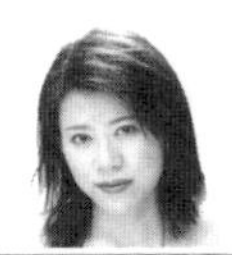

框。

戴鏡架式眼鏡時，頭髮上避免有太複雜、花色鮮豔的髮夾、頭飾或髮箍，儘量選擇與髮色相近者為宜。

避免再配戴「垂掛」式的耳環，以免顯得俗氣及複雜。

2. 接受近視眼矯正手術

我個人從國小三年級就開始近視，因為近視六百五十度，所以根本離不開眼鏡。運動、吃麵都很不方便，當然跟「美女」也搭不上邊。

因為覺得戴隱形眼鏡也很麻煩，所以我在去年接受了「準分子雷射」近視矯正手術，現在視力一隻一點零，一隻零·八，視力正常，也沒有不適的情形。

近視眼矯正手術有很多種，收費與手術方式也不同。最先進的就是「準分子雷射」手術，但也不是百分之百的安全、無副作

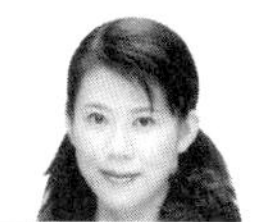

用。整個手術的過程雖然很短，但絕對要由技術高超、經驗豐富的眼科醫生來執行。

這種手術以近視度數五百至一千度左右最適合，但必須是成年人且度數穩定者。

能不能動這種手術、適不適合？這還需經眼科專業醫生詳細檢查後才能確定。（有青光眼或眼角膜太薄……等問題者，較不適合）

這種手術前後所花的時間非常短（約十分鐘）。手術完後，需休息三個鐘頭（待眼角膜覆合）。三小時後，就可以看得很清楚，但剛開始的前幾個星期，晚上的視力會較差，約數月後才恢復正常。

動過手術後，在一定期間內不能揉眼睛、碰到水，當然更不能游泳。

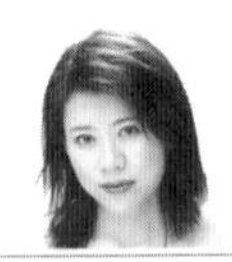

近視眼矯正的效果，因人而異。但大部份的人，一次手術就成功，極少部份的人，可能需動第二次手術。

眼睛為靈魂之窗，在動近視眼矯正手術前，務必考量清楚，多蒐集相關資訊，仔細評估後，再決定為宜！

二、不搭配的髮色

東方人的髮色為黑色，給人感覺較沉重、呆板。所以如果能夠改變髮色，染些讓人感覺較活潑的顏色，整個人也會感覺較年輕。

東方人的膚色比較適合棕色系，如果皮膚較白者，紅棕色會讓臉色更美。

染髮注意事項如下：

＊不要過度染髮。

＊不要染髮與燙髮同時進行。

＊頭皮有受傷、過敏狀況者，不適合染髮。

＊髮色不宜太過怪異，以免產生突兀的感覺。

＊頭髮如果增長，請補染新生出之部份，尤其是染「全頭染」者。如果髮色脫落，請再重染或補染，以免髮色斑駁不齊，給人不修邊幅的感覺。

＊頭髮洗淨後，取適量「蘋果醋」，充份塗抹在頭髮上數分鐘後，再以清水沖淨，可讓染過的髮色更持久。

三、不當的髮型

如果不知道自己適合何種髮型，不妨參考髮型書，依照自己的髮量、頭髮長度、臉型、喜好，與設計師仔細討論、研究。當然，方便且容易整理的髮型，是燙、剪髮的第一原則。

如果同事、朋友髮型不錯，也可探聽一下，是哪一家髮型師設計的？這會比自己隨便找一家美容院，賭運氣準確得多，畢竟

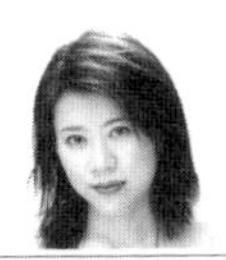

燙髮或剪髮之「技術」非常重要。

四、不當的紋眉、紋眼線

紋眉可省下畫眉毛的時間，所以時下不少女性趨之若鶩。但是每一家藥水品質、技術水準參差不齊，所以如果紋得失敗（太粗、太細、顏色不搭配、顏色褪色），那麼反而得到反效果，甚至要花大筆金錢去除紋眉、紋眼線。

常見的狀況是：

1. 紋的眉形與臉形不合。

2. 紋的色澤不合。（眉毛顏色應儘量與頭髮顏色相近，否則會產生突兀之感覺！）

3. 紋眉技術欠佳。（眼線紋太粗）

4. 藥水不佳。（藥水品質太差，顏色會褪色，變成墨綠、黑灰色。）

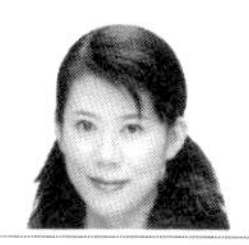

時下紋眉、紋眼線的店，實在非常多。但是紋得好、技術高超者，實在少之又少。如果紋得不好，可能就成為難以抹滅的烙印在。

我在二十歲時，因為不好意思拒絕美容院小姐的推銷及遊說，所以花了三千元紋眉、紋眼線。因為藥水品質不佳，後來變成黑灰色。

當時去除紋眉的方法，只有使用含腐蝕性的鹽酸類。因為會傷害、破壞皮膚，甚至留下疤痕，而且如果操作不小心、技術不佳，還會造成眼睛傷害、失明，所以這種除紋眉的方法，也引起不少客戶因受傷而索賠求償之糾紛，當然我也不敢去嘗試這種方法。

幸好，拜現代醫學進步之賜，現在已可用「雷射」去除紋眉、紋眼線，但是價錢昂貴，而且紋得較深者，可能要二次以上

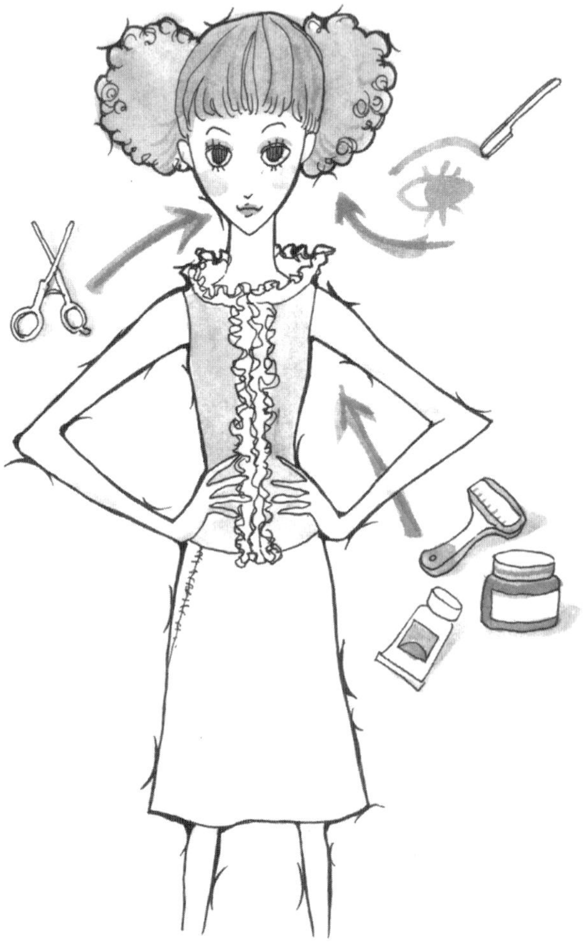

才能完全去除。（我個人前後二次、共花費約三萬多元，才去除乾淨！）

雷射後，眉毛會七零八落、稀稀疏疏，而且有小傷口。有些眉毛經雷射後，會成為白色，待一、二星期後，傷口好了，眉毛就會開始長出來。（紋得太深者，因經過多次雷射，可能眉毛將來會長的比較稀疏！）

在此奉勸想要紋眉的女性，紋眉前，務必三思而後行！

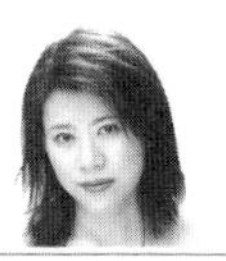

體檢三——是否疏忽「眉毛、鼻毛、體毛（腋毛、手毛、腳毛）？」

眉毛——一般人往往忽略眉毛，任其隨意生長，有如雜草一般，忘記定期地去修整眉形。如果不會修眉毛的人，不妨請化妝品專櫃小姐處理，她們受過專業的訓練，而且也會非常樂意幫忙的。

鼻毛——鼻毛外露，實在非常不雅觀，所以必須定期拿小剪刀修剪一下。

體毛——一般人最常忽略「腋毛」，如果夏天穿著無袖之衣服，露出腋毛，這非常地不禮貌，也不雅觀。去除體毛的方法很多，效果也不盡相同。

·**用「剃刀」或「得體刀」除毛：**效果只能持續數天，操作輕鬆、簡單、不痛，亦可搭配除毛慕絲、除毛霜一起使用。

·**蜜蠟（除毛蠟）：**效果約可持續數周，但易造成毛囊受損、紅腫，且拔除時較痛。

·**除毛貼布：**效果約持續二、三周，但撕下來時，會有點疼痛，而且撕法錯誤，體毛便除不乾淨了。

·**脫毛膏、脫毛慕絲：**可持續三天至一周，但因化學溶劑的刺激性，可能會引起部分體質特殊的使用者，產生過敏的現象。

·**電針除毛：**可永久除毛，但費用較昂貴且費時，也可能會留下疤痕。

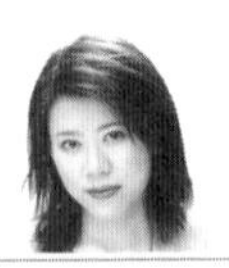

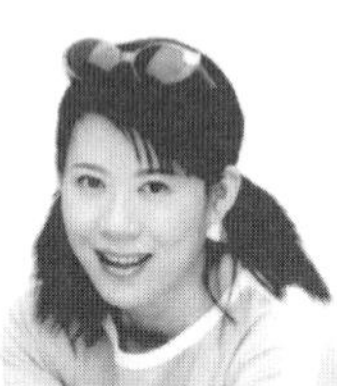

體驗四——儀容是否不整？儀態是否不當？

有些女孩子，打扮的清秀可人，但是腳上卻穿著骯髒的球鞋、涼鞋，實為一大敗筆；另外，女性朋友常提的手提包或背包，也是常被忽略的地方。

保持儀容、服裝、飾品的整潔，是追求「美」的最基本要求。

出門在外時，如果要打哈欠或剔牙時，最好用手遮住；穿裙子坐著時，雙腿務必併攏。（我曾在搭捷運時，看到不少穿著窄裙、短裙的女性，疏忽未將雙腿併攏，內在美不小心外露、曝光，實在不太雅觀。）

走路時，不要彎腰駝背或拖著腳步，務必要「抬頭挺胸」，隨時保持端正的姿勢，會讓自己更有自信！

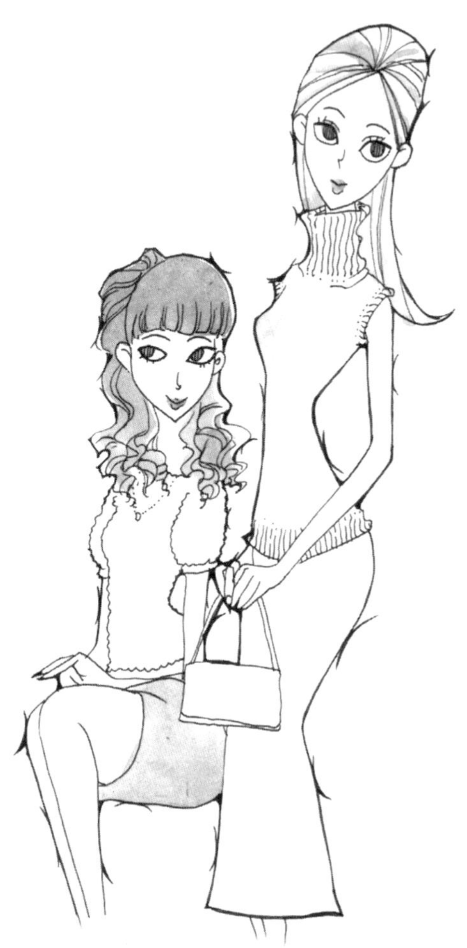

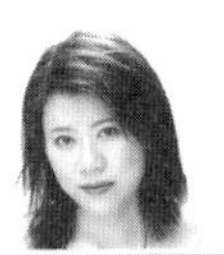

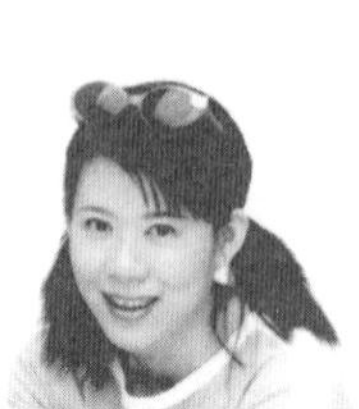

體檢五——頭髮狀況是否很差？

有些女性擁有不錯的臉蛋及身材，但是卻頂著一頭枯髮，實為遺憾！

根據美髮專家的指出，保養頭髮就跟皮膚一樣，要依照個人體質、髮質狀況及不同需求來護理。

▲正確的洗髮方式

1. 洗髮前先用溫水把頭髮浸濕。

2. 倒適量洗髮精於手掌心，加點溫水後，充份搓揉起泡後再

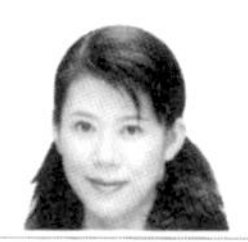

開始洗。千萬不要把洗髮精直接倒在頭髮上，以免刺激頭皮、造成落髮或過敏。

3. 以「指腹」從兩鬢或後腦勺開始洗。（千萬不可用指甲摳洗，否則易使頭皮受傷感染或頭皮屑增加。）

4. 適度的搓揉即可徹底清潔頭皮上的污垢。（過度的搓揉反而易造成毛鱗片的摩擦傷害。）

5. 洗髮後，再用涼水沖一下，以收斂毛鱗片與頭皮。

6. 洗髮一定要將洗髮精沖乾淨。

7. 潤絲精只要塗抹在髮尾即可。（不用抹在頭皮上）

▲如何選擇洗髮精？

1. 過度、長時間使用洗髮和潤髮「雙效合一」的洗髮精，可能會造成頭皮、頭髮清潔不夠徹底，護髮與潤絲的養分也不易吸

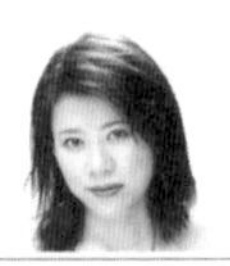

收的情形，所以最好「洗髮」與「潤髮」二者分開使用。

*2.*選擇洗髮精要依個人髮質、頭皮狀況及生活習性。

*3.*習慣使用「去頭皮屑」洗髮精的人，為了避免「抗藥性」的產生，最好定期更換洗髮精品牌。

*4.*常常使用大量造型、髮雕用品的人，每周最好使用一、二次的「深層清潔」洗髮精。

*5.*游泳後，務必要徹底清潔頭髮。

*6.*偏鹼性的洗髮精雖然洗淨力較強，但容易使毛鱗片張開，傷害髮幹，所以最好選擇*PH*質小於7（弱酸性）或中性的洗髮精。

▲夏日運動頭髮護理

*1.*户外運動前可先抹上一點橄欖油。

2. 運動後，在睡覺前一定要洗髮，避免污垢及汗水留在頭髮上。

3. 為避免炎夏陽光的傷害，洗髮後，可在「髮尾」抹上護髮霜。

▲護髮小偏方

・粗鹽洗髮

1. 先用洗髮精洗淨頭髮，再用「熱鹽水」淋髮（包括頭皮及頭髮），並以大拇指指腹輕輕按摩頭皮，使鹽水滲進頭皮。

2. 「熱鹽水」是一千CC的熱水加上兩匙的粗鹽。

・「何首烏醋汁」護髮

1. 先至中藥店購買二十元的何首烏及一瓶白醋（雜貨店及一般超商皆可買到）。

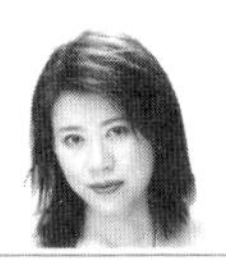

2.將何首烏放入空瓶中，倒入醋後浸泡約一星期。

3.每次洗完頭髮後倒一些「何首烏醋汁」在頭皮上按摩，最後再用水沖淨即可。

・多吃魚、小麥胚芽、肝臟可改善髮質。

體檢六——皮膚是否狀況不佳？

每一個女性都希望擁有水噹噹的皮膚，藉由正確的方法，的確是可以改善問題肌膚的狀況，這一部份在後面的章節，將會有詳盡的介紹。

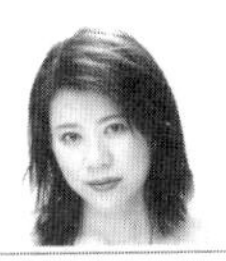

年輕*10*歲的祕訣及延緩老化的方法

一、在裝扮方面

＊避免配戴傳統設計的金、銀飾品

如果身上配戴「傳統設計」的金、銀飾及珠寶項鍊，給人的感覺較俗氣。（通常這些也是「年紀較大」的人比較喜歡配戴的飾物），但如果實在很喜歡金、銀飾，就選擇設計較新穎、時髦的款式。當然，也可配戴其他材質的飾品，效果也會大大不同。

其實身上不配戴飾品也無所謂，看起來也很清爽。配戴不適合、不搭配的飾品，反而覺得累贅、畫蛇添足！

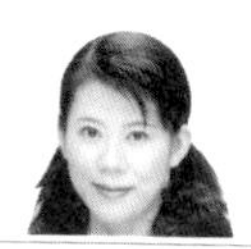

＊避免擦「大紅色」口紅

一般來說，口紅顏色的選擇要視膚色、服飾、季節及場合來決定，而不是「一支口紅」走遍天下。

似乎有不少年紀超過三十歲以上的女性，尤其是老阿媽，很喜歡擦「正統大紅色」的口紅，看起來雖然感覺比較成熟，但也顯得老氣；反觀時下二十多歲的年輕女性，較偏愛淡雅、柔和的色系。（愈接近嘴唇顏色的口紅，擦起來會更自然！）

＊穿時下流行的服裝

如果現在流行牛仔布的七分褲，不妨也買二件來穿，通常會跟著時尚潮流走的人，裝扮上也顯得較年輕！

＊穿有附加帽子的衣服或背心，讓人感覺比較活潑、年輕。

＊穿粉色系、流行色的衣服

粉色系的衣服給人的感覺較柔和、年輕。任何粉色系的衣服

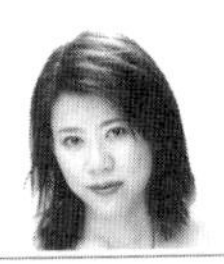

與白色也很好搭配。粉黃、粉紅、粉紫、粉藍、粉綠都是不錯的選擇，尤其在夏天時，給人的感覺非常清爽、舒服。

我在二十五歲左右時，衣服都是買黑、棕色系為主。因為當時年紀不大，而且黑、棕色系沒有流行性的問題，看起來也較成熟、穩重。但是隨著年紀增長，穿上這些顏色的衣服，感覺比較沒有朝氣，所以我開始嘗試「跟著流行走」，選擇當季流行服飾及流行色。

很多人會認為，買「流行」的衣服，會有「褪流行」的問題，但是現在的成衣非常便宜，尤其市面一些台灣及韓國製的成衣，價格便宜、品質也不比百貨公司差。

在台北市，中山北路「晴光市場」附近及環亞百貨樓下，這類「全年不二價」的服飾店滿多的，雖然是全年無折扣，但因為平常的價位就很合理，週週有新貨，馬上就可穿到最新流行服

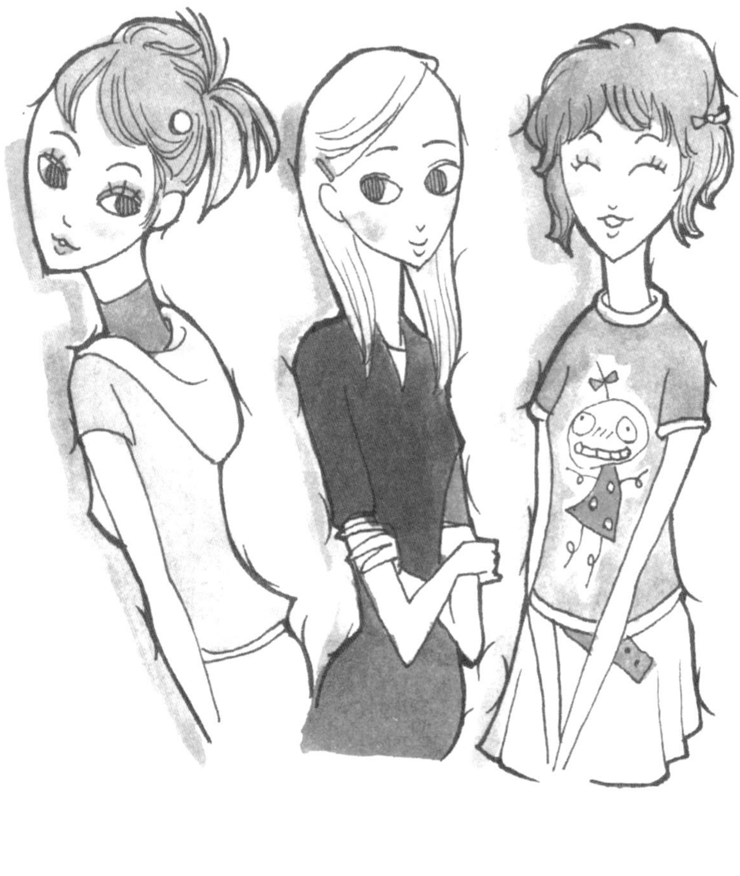

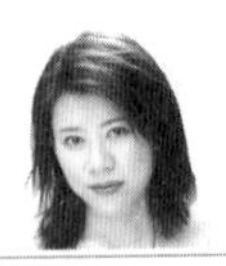

飾，即使隔年褪流行，但仍非常划算。不似一般百貨公司的高檔貨，平常可能較買不下手，要等到七折、甚至五折以下，在換季打折時刻才能出手，衣服可能也要等到明年才能穿。

在低折扣期間，也會比較難挑到滿意的款式及齊全的尺碼，通常一般消費者也會因為「低折扣」而喪失理性，買了一堆不適合的衣服回家！

*直髮比捲髮感覺年輕的多

「髮型」佔整體打扮非常重要的份量，捲髮如果不會整理或是燙壞（髮質變差、髮型不適合、太老氣），給人的感覺也不可能年輕、富有朝氣。（在二十歲左右時，我曾燙了個髮型，被人形容像「孫悟空」，看起來比實際年齡老十歲！）

及肩或稍長、稍短的直髮，髮尾打些層次或自然燙（有一點捲度），給人的感覺較活潑，這也是目前較流行的髮型，而且非常好整理，不需特別吹整，只需一、二個月定期去修剪即可。

一般超過三十歲的長髮女性或媽媽，大部份都會將長髮綁在近脖子處，如果改為將髮尾綁高一點，感覺也會比較年輕！

＊穿上有可愛圖案的衣服、T恤

穿上時下流行的凱蒂貓、小叮噹、小丸子……等卡通圖案的衣服，讓人感覺年輕又活潑，年輕指數加五分！

＊善加利用小配件

有時在衣服上別一個可愛的小別針，或在頭髮夾一個可愛的髮夾、綁個髮帶，甚至背包及手機上也可掛上流行、可愛的吊飾，另外不妨拿（揹）可愛的皮包（背包），都會為年輕加分！

二、在心態方面

保持年輕的心，不要自認年紀已大、已做媽媽，所以對外表

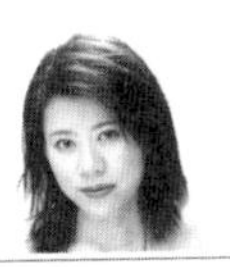

及打扮不在乎，邋遢、穿著隨便（「輕便」不同於「隨便」），甚至認命自己已經是「歐巴桑」！像我雖然已經是三十多歲的人，但仍保持著年輕的心，喜歡*Kitty*，也是一名哈日族，根本不在乎身分證上登記的年齡，我相信「外表」及「心態」的年齡會更實際，更加重要！

外表看起來較年輕的人，通常心態上也較實際年紀年輕、有朝氣，而且比較能接受、挑戰新事物、新資訊。

我認為真正的年輕，不只是外表，而是「由內而外」，心態與外在兼備年輕的特質！

三、在生活、飲食方面

• 早睡早起、作息規律、睡眠充足。（最好在十點以前入睡，不要超過十一點，甚至熬夜。要把握住「黃金睡眠」時刻，

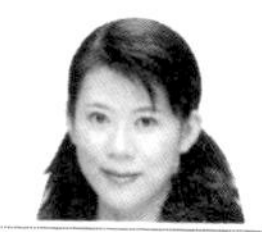

否則皮膚易加速老化！）

‧多吃新鮮蔬果（例如：深綠色蔬菜、紅蘿蔔）；少吃油炸、醃漬、燻烤及含防腐劑之加工食品及罐頭，以減少罹患癌症的機會，延年益壽。

‧戒菸。（吸菸易加速皮膚老化及提高罹患癌症的機率）

‧多喝水。（充足的水份不僅可讓妳更加美麗，亦可促進新陳代謝。肚子餓或用餐時，喝水可減少飢餓感，使進食之速度減緩，幫助消化）

‧吃人蔘、枸杞、雞精等傳統中藥或補品，可補充體力、延年益壽。

‧補充維他命C，不僅可幫助鐵質的吸收，亦有助美容養顏。

‧女性要加強補充「鐵質」及「鈣質」，但因為鈣質不利於

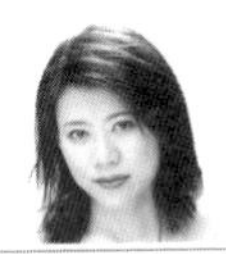

鐵質的吸收，所以最好要分開時段服用為宜。

・放鬆心情，適時紓解壓力。

・培養個人興趣及嗜好。

・適量、規律的運動。

・多喝綠茶，可防癌、利尿、降低膽固醇。

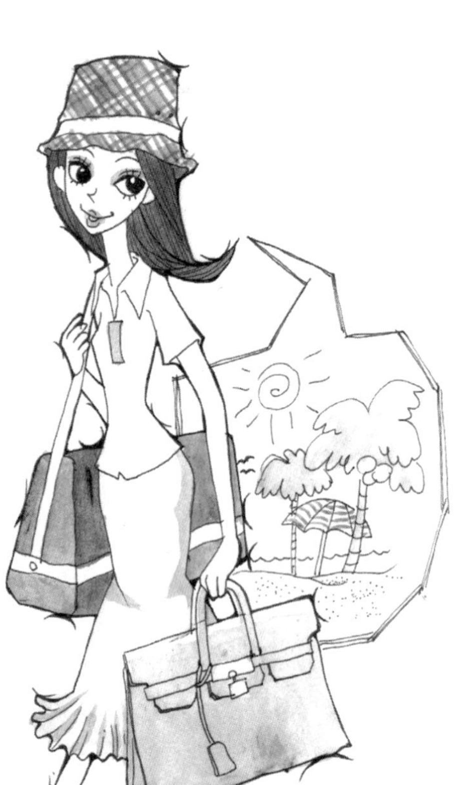

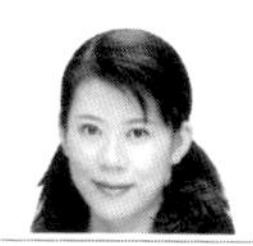

四、在肌膚方面

肌膚是最容易透露出年齡的地方，而且一般女性也希望自己能擁有白皙亮麗、光澤無瑕的肌膚。可是，並不是每個人都有「天生麗質」的肌膚，但我相信，藉由「正確的方法」及「後天的努力」，絕對是可以改善肌膚的狀況。

以前，我的皮膚狀況並不是很好，常冒痘子，也因常去擠壓而留下青春痘疤痕，膚色也是黯沉無光，後來利用正確的方法後，膚質改善變好了！

所謂「有志者，事竟成」，只要妳用對方法且持久地實行，我相信，「絕對」可以改變現況！

「心動不如馬上行動！」接下來，我就要介紹改善膚質的有效方法。

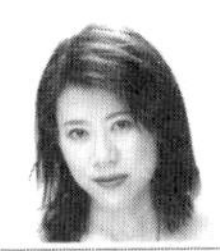

※改善膚質的有效方法

一、內服

在我十九歲那年，得到了「甲狀腺癌」，雖經腫瘤切除手術，但在追蹤檢查時，卻得知癌細胞已擴散……

醫生建議我接受放射線治療，但因為此治療法有副作用，所以當時我就沒有繼續接受治療。（我並不鼓勵所有癌症患者都要放棄西醫的治療法，因為每個人的狀況並不一定相同，尤其是末期癌症患者！）

我開始自己研讀一些抗癌的書刊及資料，我也積極地涉獵有關健康方面之資訊。（坦白說，在十九歲以前，我只會注意「娛樂新聞、流行音樂」，哪會注意健康方面之常識，大概只有失去健康的人，才會重視、體會到健康的可貴吧！）

・吃大蒜（大蒜精）

當我得知「大蒜」可以抗癌、改善體質，所以我就開始吃大量的蒜。但因為會產生口臭，而且有時也會忘了吃，所以我就至西藥房買了含有大蒜成份的維他命來服用。

原本我服用大蒜精只是為了強身、抗癌，但是過了一年以後，膚質竟然變好了！

二十多歲時，公司許多女同事都問我，為什麼皮膚那麼好？用什麼牌子的化妝品？我去醫院看病時，連幫我量血壓的護士小姐也問我；銀行及郵局職員也是一樣，甚至不認識的路人也曾問過我。問我相同問題的人，至少有一百個人以上。本來我都是一一解釋、說明，後來嫌麻煩，乾脆寫下來影印給那些主動向我詢問的人。

其實，在二十多歲時，我就只有吃「大蒜精」及注意「洗臉」及「防曬」而已！

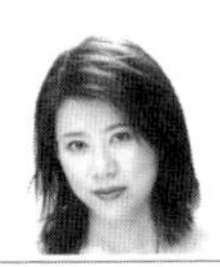

「大蒜」到底有何功效呢？

大蒜中所含的有效成份非常地多，例如：**維他命B1**，具有增進食慾、增強體力、恢復疲勞的效果；**維他命B2**，對健康與美容更是具有卓越的功效；**「有機鍺」**可以加強免疫機能，有降低血壓、抗癌的功能。

大蒜對於預防感冒、抗癌、美容、消除疲勞、減輕神經疼痛、抑制疾病惡化方面，實在具有非常多、非常棒的功用及效果。我覺得「大蒜」真是一個非常棒的食品，這也是我親身驗證的事實！

一般人可能對「蒜味」敬而遠之，現在市面也有不少「大蒜」的健康食品及含大蒜有效成份的維他命，食用起來更方便。

我吃「大蒜」健康食品多年，肌膚變得較明亮細緻、體力也不錯。前幾年，因為藥房老闆將我服用的那種品牌的藥品大幅調

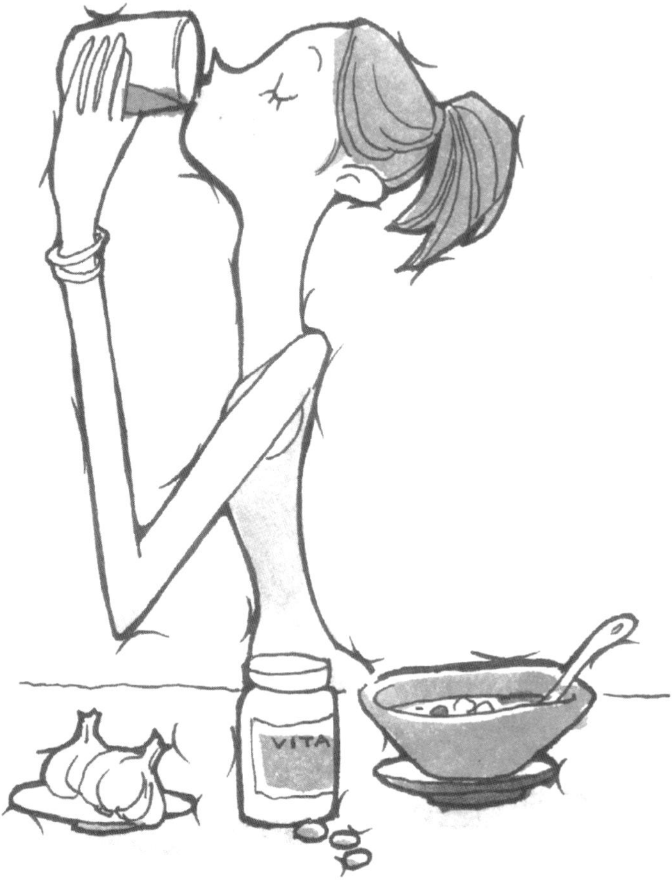

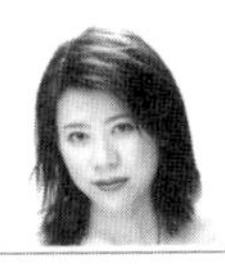

高售價，所以我乾脆就停止服用「大蒜」維他命。可是，當自己年紀超過三十歲，又停止吃大蒜，結果我發現皮膚的狀況就沒有以前好，較易生痘子，肌膚變得較黯沉。

其實市面上售有含大蒜有效成份的健康食品及維他命很多，個人可根據自己需求狀況、經濟能力來選擇。現在我又恢復吃大蒜維他命，希望不管三十多歲、四十多歲時，肌膚狀況依舊只有「二十五歲」！

大蒜的功效卓著，價格也不貴，希望保健、愛美的女性不妨試試看，但是千萬不要以為幾天就會見效！在一段時間後，妳一定會發現它的功效，而且會愛上它，把「它」當做自己年輕的「祕密法寶」！

·紅蘿蔔汁

紅蘿蔔含有豐富的胡籮蔔素、維他命C、E、B_1、B_2、鈣質。胡蘿蔔素在人體吸收後，就會轉變成「維他命A」，促進皮膚細胞新陳代謝。

常常喝紅蘿蔔汁可以養顏美容、通便（減少便祕的情形）、改善體質（貧血、低血壓、疲勞）、保護視力，好處實在是有很多。

紅蘿蔔務必要仔細清洗表皮、去除農藥，削不削皮無所謂，打果汁或炒熟後再吃亦可。紅蘿蔔也可與蘋果一起打汁飲用，如果覺得不好喝，不妨再加點蜂蜜或檸檬汁。

我的父親曾有段時間血壓很不穩定（高血壓），後來長期飲用紅蘿蔔汁後，血壓就恢復正常了；我的朋友原本皮膚粗糙，喝了一個月後，皮膚變得較光滑、潤澤，而且皺紋也少了。

．新鮮蔬果、蔬菜湯

多吃新鮮蔬菜（例如：芹菜、香菇、紅蘿蔔、洋蔥、牛蒡

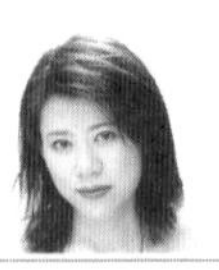

等），對身體非常有益。不論「打汁」、「炒」，甚至也可混合煮成「蔬菜湯」，對減肥及慢性疾病、身體健康有非常大的功效！

「蔬果」對身體的好處多多，但是有幾點要特別注意：

一、避免用洗潔精洗菜，因為如果洗濯不徹底，洗潔精可能會殘留在蔬果上。

二、洗蔬果時，儘量用水多沖洗幾次，以徹底沖除蔬果上的農藥。

三、青菜存放冰箱時，不妨用報紙包好，不僅可吸收殘餘農藥，亦可增加保鮮度。

四、買菜時，不要刻意挑選菜葉無瑕疵者，因為可能是農藥噴灑很多，所以沒有菜蟲咬過。

‧優酪乳

優酪乳富有豐富的維他命、蛋白質及大量的活性乳酸菌，不僅可整腸又能提高人體免疫力，當然對皮膚也很好。

・維他命

1. 維他命B_6

效用：防老化，防止神經、皮膚的疾病。

含量較多的食物：肝臟、小麥胚牙、啤酒酵母。

每日建議攝取量：*1.4～1.7mg*。

2. 維他命B_2

效用：增進視力，減輕疲勞；促使皮膚、毛髮、指甲健康的生長；消除口腔內、唇、舌的發炎。

含量較多的食物：肝臟、牛奶、蛋、綠色蔬菜、魚。

每日建議攝取量：*1.2～1.5mg*。

3. 維他命B_{12}

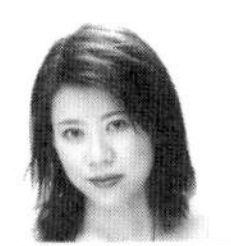

效用：維持神經系統健康，增進集中力、記憶力；防止貧血、增進體力。

含量多的食物：肝臟、豬肉、牛肉、牛乳、蛋黃、魚卵、乳酪。

每日建議攝取量：*3～6 mcg*

4.維他命C

效用：預防黑斑、雀斑、皺紋的形成；預防及治療感冒。可增加皮膚細胞抵抗「活性氧」及導致肌膚老化的「自由基」之能力，並可抑制麥特寧色素的生長、淡化黑色素沉澱的美白效果。

含量多的食物：蕃茄、青椒、苦瓜、花椰菜、柑橘、綠葉蔬菜、草莓、檸檬。

每日建議攝取量：*60 mg*

5.維他命E

效用：可使肌膚光滑細緻，延緩老化，減輕疲勞。

含量多的食物：甘藍菜、大豆、綠色蔬菜、小麥胚牙、植物油。

每日建議攝取量：*10 mg*

※注意事項

1. 各種「維他命」是可以從天然的食物中攝取，如果您三餐均衡又沒有挑食的習慣，就不需再服用維他命藥丸（或膠囊）。

2. 因每個人的體質及身體狀況不同，如果要吃人工的維他命，最好先請教醫師或藥劑師，找出最適合自己的處方及用量才安全，請務必要遵照醫師或處方箋指示服用。

3. 維他命 *B* 群應注意整體的均衡攝取。若有其中一種攝取過量，會引起其他 *B* 群缺乏的危險。

4. 維他命 *C* 怕熱，如果熱炒三分鐘，可能損失了 *70*％的營

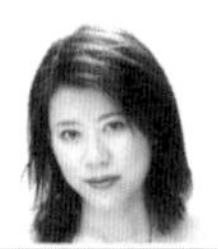

養。

5.維他命C不能和高麗蔘一起服用，最好要間隔三小時以上服用。

6.腎臟功能不佳者，服用維他命C的劑量要特別注意。

7.過量的維他命C會引起「葉酸」和「B_{12}」的損失。

8.「肝臟」除了「維他命C」沒有外，幾乎包含了所有的維他命，是一個很好的食物（但是要煮熟為宜）。

・十全大補湯

可補血氣，具有調養、滋補，改善血液循環的功效。（尤其對於冬天手腳易冰冷、面色蒼白的人！）

▲「十全大補湯」的基本藥方是：

當歸三錢，川芎三錢，熟地二錢，白芍三錢（可改善血液循環、養血通脈）。

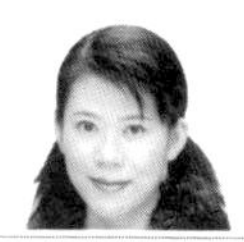

黨參三錢，白朮三錢，茯苓三錢，甘草二錢（可以補氣、促進代謝）。

杜仲三錢，續斷三錢，枸杞子三錢，菟絲子三錢（可以補腎陽）。

桂枝二錢（可通經脈）。

▲十全大補湯的藥材可至中藥店購買，一帖約數百元，一天吃一帖，連續喝十天。藥材的燉煮方法也很簡單，將藥材放入鍋中後，加入水（水必須淹蓋過藥材），再用電鍋燉一個小時即可。（某些中藥店會有提供代客煎燉中藥的服務）

另外像紅豆、紅棗、枸杞子、紅柿、紅蘿蔔、黑豆、黑棗、決明子……等等，都是補身的絕佳食物。

．花粉

其成份中的維生素B_2及維生素C可淡化黑斑，β胡蘿蔔素、

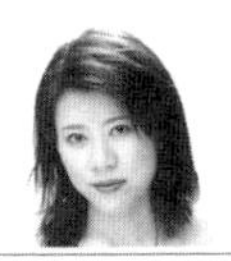

維生素C及E可消除自由基；維生素A可恢復皮膚光澤，所以花粉具有美容養顏之功效，並可防止細胞老化，因此花粉常被製成美容之健康食品。

・蜂蜜

使皮膚光澤、細嫩、富有彈性，但在選購時要注意，蜂蜜必須是要未經化學處理、未含防腐劑、未經加熱的純正蜂蜜。

・靈芝

可促進血液循環及水份代謝，是美容聖品之一，現在市面甚至已有「靈芝雞精」及靈芝的健康食品出現，食用起來也更方便。

・決明子

「決明子」可明目、解毒、退火，可幫助腸胃道的消化，幫助排除體內積存的毒素，所以不僅可減緩青春痘的生長，亦有減

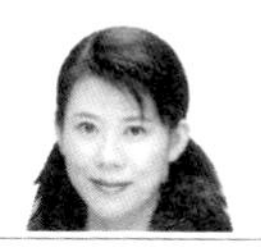

重的功效。

「決明子」茶包，在一般超市、藥局都可買到，價格非常便宜，晚飯後泡一杯熱決明子茶來喝，對皮膚及身材的保健尤其有效。

・芝麻

1. 富含維生素E及抗氧化保護染色體的硒元素，能抗衰老，延年益壽。
2. 可阻礙色素及老人斑的形成。
3. 助通便，可幫助清除腸內廢物，使肌膚美麗。

・杏仁

1. 杏仁含有豐富的維他命A，內服或外用（敷臉）皆可使皮膚變得光滑細膩。
2. 「杏仁面膜」的作法是將杏仁用熱水浸泡二小時，磨細後

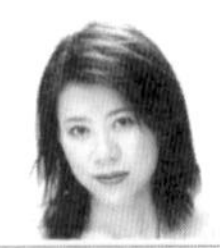

用水調和成糊狀，然後塗於臉上二十分鐘後再用溫水沖淨即可。

・**薏仁**

1. 薏仁能促進體內血液和水份的新陳代謝，有利尿、消水腫的作用。

2. 可使皮膚光滑，淡化斑點、色素。長期食用能治療雀斑、面皰及皮膚粗糙。

3. 因薏仁有使身體冷虛的作用，懷孕中及月經期婦女要暫停使用薏仁。

※杏仁可理氣化痰，薏仁有利濕強脾的作用。二者皆含有豐富的蛋白質、維生素及營養素，所以可使皮膚光滑、白嫩，富有彈性。

一般市面售有杏仁、薏仁粉，每日早晚用杏仁、薏仁粉各二匙，加入二百四十CC的熱開水沖泡飲用即可。

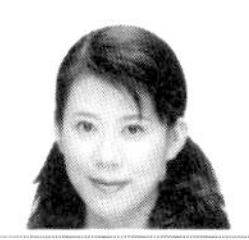

二、外用

我個人最重視就是「洗臉」、「保濕」、「敷臉」、「去角質」、「防曬」等基本保養步驟。

讀者一定要有一個正確的觀念，那就是「價位高的產品，不一定是最好的、最適合自己、最有效的！」，每一個人的膚質及狀況不盡相同，所以要選擇、找出適合自己的產品，不妨先試用且仔細研判後再購買。

＊正確洗臉

肌膚基礎保養的程序很簡單，就是「清潔」→「保濕」→「滋潤」。清潔是第一步驟也是非常重要、不可忽略的環節！

一般人可能認為「洗臉」就是在臉部塗上洗面皂（乳），然後沖掉即完成、OK了！洗臉如果過於草率、方法錯誤，不僅只是白洗，甚至可能收到反效果。（例如：洗得不乾淨、洗面乳及

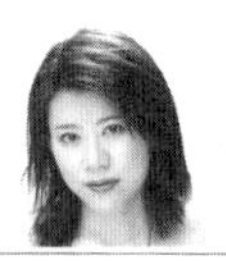

化妝品仍殘留在肌膚上，或是按摩方式錯誤而滋生臉部皺紋等）

正確的洗臉方式：

選擇適合自己膚質的洗臉用品及施行正確洗臉步驟。

現在市售的洗面乳都已註明適用膚質，消費者可加以選擇、比較，事實上主要成份都差不多，大同小異。價錢高的並不一定是最好的，選擇最適合自己的就是最好的！

▲洗臉的次數：

依膚質及季節性而有所不同。

油性肌膚的人，夏天就要多洗幾次。幾次才適合？有些專家說二、三次，我倒覺得只要「感覺臉部油膩、不舒服」即可以洗，每個人的工作場所及工作性質也不盡相同，當然次數也不同。常跑外面、接觸髒空氣或油污的人（例如：廚師），洗臉次數也會比較多。

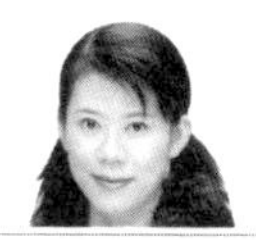

▲洗臉的正確步驟：

1.先把雙手洗淨、打濕。

2用水把臉打濕。

3.把適量洗面乳或洗面皂放置手心，和水充份搓揉起泡。

（洗面皂會較不易起泡）

4.均勻塗抹在臉上。

5.按照正確方向輕輕按摩。（由下而上，由內而外，輕輕地邊畫圓邊滑動）正確的按摩可以促進肌膚的血液循環，也可預防肌膚鬆弛。油性肌膚及鼻頭角質肥厚者，不妨一星期一、二次使用洗臉專用圓頭刷，「輕刷鼻頭」，妳會發現鼻頭毛細孔變得很乾淨！

6.一分鐘後，以手「潑水」方式將臉洗淨。

7.用較冷的水輕輕拍打兩側臉頰、收斂緊實肌膚。

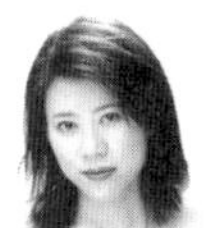

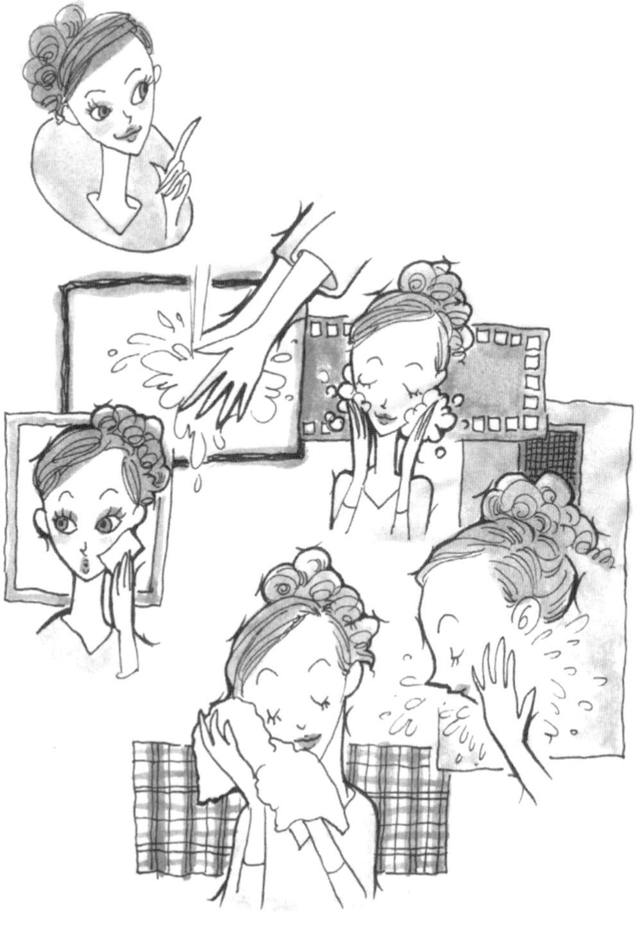

8.最後用乾淨、吸水性強的毛巾輕壓臉部，將水份除去。

▲洗臉前先卸妝：

如果有化妝的女性，洗臉前應用卸妝乳或卸妝棉「仔細且徹底」地清除臉上的化妝品，因為有些洗臉用品並不能完全洗淨化妝品，如果臉上殘留化妝品，臉上易長皺紋、黑斑及面皰，使得肌膚黯沉無光采，所以絕對不可忽略「卸妝」的工作！

▲洗臉後之保養：

混合性及油性膚質者，可在臉部拍打收斂水收斂肌膚。夏天時，針對油脂分泌特別旺盛的T字部位，可再加強使用「控油」成份的乳液，吸收多餘油脂，平衡膚質。

乾性肌膚的人因易生皺紋，更要注意保濕及滋潤，選擇乾性膚質適合的乳液或保濕霜。（油性肌膚者，夏天避免再使用含油量過多、太營養之保養、滋潤產品，以免導致毛孔阻塞，和產生

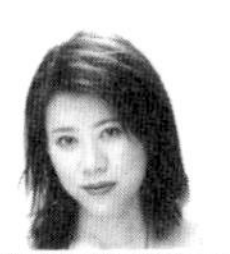

青春痘！）

我的膚質屬於混合性，每次洗完臉後，我會用涼水輕輕拍打臉部、收斂肌膚（方便又省錢），所以往往就省略了「收斂水」之使用！

＊保濕

乾性肌膚者，可選擇含有高滋潤、保濕之乳液或面霜；混合性肌膚者，夏季肌膚較油膩，需保持皮膚之清爽，但是秋冬季及季節轉變時，也需加強滋潤及保濕，以免肌膚產生缺水、老化的情形。

＊敷臉

「敷臉」的功效真的很大，可徹底改善肌膚的狀況，也是改善肌膚之一大法寶！

▲敷臉次數：

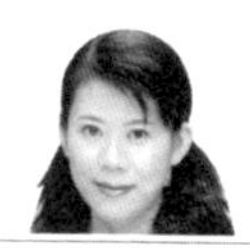

與膚質、季節性不同而有所差別，油性肌膚者，夏天可以一星期二次。乾性肌膚則減半。

▲敷臉的功效：

市面上敷臉產品很多，有「收縮毛細孔」、「去除老化肌膚」、「鎮靜肌膚」、「抑制皮脂分泌」、「美白」、「深層清潔」（油性皮膚最需要）、「滋潤、保濕」……等不同功效之面膜，可交替或依自己狀況來使用。

面膜的清除方式，有「水洗式」及「剝除式」二種。使用的時間長短不盡相同，有些新產品甚至只要「五分鐘」就OK，但事實上，敷臉的時間與各產品設計有關，通常是二十分鐘以內，讀者在使用前，務必要注意面膜使用說明上指示之時間，並且避開眼部、唇部，否則可能得到反效果！

敷臉的用品可在一般的美容材料店或化妝品專櫃買到。

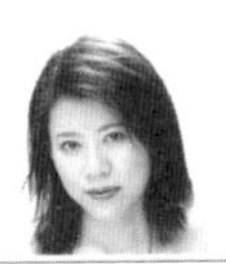

「定期敷臉」帶來的效果，一定會讓妳深深愛上它，因為「敷臉」真的可有效改善肌膚狀況！

如果肌膚特別乾燥又來不及花二十分鐘敷臉，不妨用化妝水或美容液倒在化妝棉上，然後覆蓋在乾燥的部位三分鐘。（例如：臉頰）這是一個針對「乾燥肌膚」速成又省時的敷臉法哦！

註：如果要敷保濕或美白面膜，為了加強吸收及效果，最好先去除臉上老廢的角質層！

＊去角質

當新陳代謝不正常、肌膚清潔不徹底、長期的疲勞、皮脂分泌太旺盛及過大的壓力等等都易造成肌膚老舊角質層不易脫落。

當老化的角質堆積過多，就會愈堆愈厚，造成粗硬的現象，使得肌膚鬆弛、黯沉，甚至阻礙肌膚對保養品的吸收。

如果要讓肌膚恢復透明感，就要去除過多的舊角質，讓新的

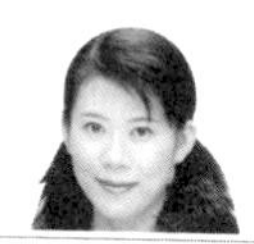

細胞長出來，使得肌膚美麗又健康！

磨砂類的去角質品，是利用顆粒與肌膚的摩擦來帶走老化的角質。

使用去角質產品要避開眼睛與嘴唇。在臉上抹勻後，用指腹輕輕按摩，以打小圓圈的方式「輕輕按摩」，千萬不要過度用力，以免傷害到新的細胞，甚至產生紅腫的現象。

使用去角質產品的頻率及次數要依各人的膚質狀況而定。有時也不一定要整臉去角質，如果只有「鼻頭」特別油膩、角質粗厚，也可只做鼻子部位的去角質。

油性肌膚及角質較肥厚的人可定期使用去角質磨砂霜，以促進老化角質的脫落，讓肌膚更明亮，重現健康與光澤。

我個人屬於混合性肌膚（*T*字部份較油），所以夏天時，至少一星期會使用一、二次去角質產品，冬天時，可能一、二個星

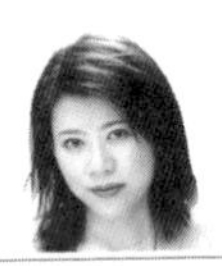

期才使用一次。

按摩時一定要避開青春痘及傷口，T字部份可塗抹多一點，兩頰少一點，輕輕用指腹按摩，約一分鐘左右後再洗淨。（視各品牌產品說明而定）

＊防曬

什麼時候需要防曬？爲什麼要防曬？

「紫外線」是促使肌膚老化的主要原因。不論晴天、雨天、早晨或黃昏，紫外線皆會對肌膚帶來傷害，使肌膚失去水份及光澤和彈性，並加速老化及皺紋的形成，甚至造成皮膚癌！

很多人認為短暫的步行或黃昏後的散步，應該不會受到紫外線的傷害，但事實上，因為保護地球的臭氧量，不斷地減少中，平均每十年減少三・五％，再加上地球南極圈上方之大氣層，已有破洞的情形，所以更多的紫外線增強了對肌膚的傷害力，愛美

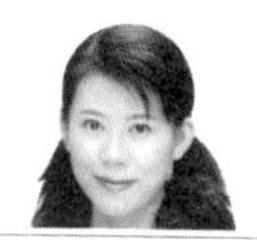

的女性不可不注意！

紫外線幾乎無時不在，所以只要「走出户外」，就必須做防曬。特別是「海邊」、「雪地」、「山地」，紫外線的UV量，更是顯著地增加。（其實室內也有微量的紫外線，但影響不大，所以「防曬」仍以户外活動為主）

如何做防曬？

①擦防曬產品

・在外出前30分鐘，先擦上含防曬成份的乳液或粉底。（讓皮膚有吸收的時間）

一般人都認為長期使用化妝品（含防曬品），對肌膚的傷害很大，但是如果沒有做好肌膚防曬、隔離的措施，室外的髒空氣及紫外線所帶來的傷害更大，肌膚易產生黑斑、雀斑，並且加速皮膚的老化。

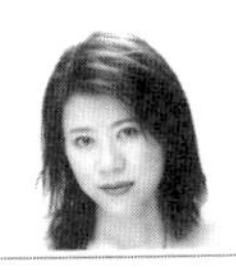

・選擇可遮斷紫外線UVA及UVB的防曬產品；「SPF1」代表防曬係數為1，大約有二十分鐘隔離效果，所以如果防曬產品標示「SPF15」，即表示該產品約有五小時的防曬效果，並不是一般人「誤為」防曬係數愈高就可以對抗「較強」的日曬，而是「時間」長短而已。

・如果防曬粉底脫落，就已失去防曬效果，必須再重新補妝；游泳過後，也必須再次塗抹防曬產品。

・防曬產品之「防水性」較高者，適合水上活動、戶外休閒活動，但是在日常活動中，防水性太高，反而其油脂成份會增加肌膚負擔。因此防曬產品的選擇，也應考慮活動方式及地點，如果只是外出辦事、購物，SPF15即足夠了！

②外出時，除了使用防曬產品外，最好帶帽子或UV防曬傘，儘量穿著長袖。

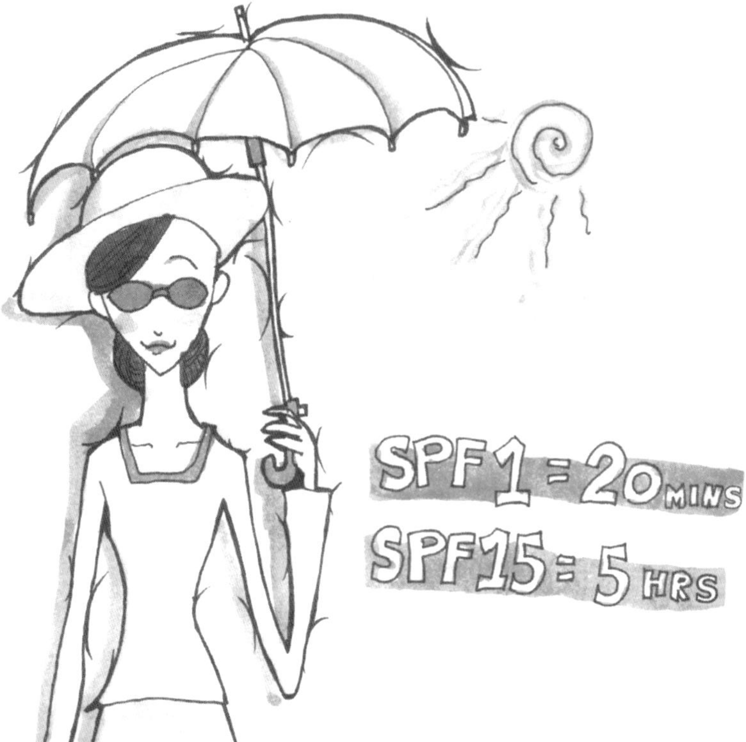

SPF1 = 20 MINS

SPF15 = 5 HRS

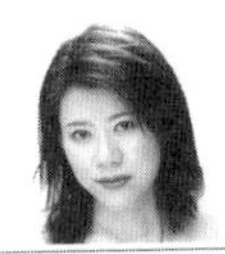

③避免在上午十一點至下午三、四點，陽光照射最強的時間外出。

④日曬時，避免使用香水，以免引起肌膚斑點。

⑤防曬是「預防勝於治療」，如果未做防曬之措施，日曬後的肌膚就要加以護理。

・多攝食含維他命C的食物，加速皮膚新陳代謝。

・使用「曬後專用的保濕乳、潤膚乳」，可舒緩、調理日曬後的肌膚。

・亦可用冷水冰敷。

・多喝水補充流失水份。

・美白保養品可抑制黑色素沉澱。

・日曬紅腫消退後，可用絲瓜刷，輕輕清洗、去除肌膚角質。

*對抗青春痘

•認真洗臉（徹底清除污垢）。

•敷面膜（可選擇抑制皮脂分泌，去除老化肌膚功能者）。

•長青春痘時，儘量避免化妝。（尤其是濃粧！）市面售有具消炎、遮痘效果之擦劑，而且顏色與肌膚相近，如果怕痘痘太難看，不想引人注意，不妨塗上此類擦劑。例如：「美體小舖」所售的茶樹精油遮瑕膏（*tea tree oil cover stick*）、「嬌蘭」的暗瘡膏。

根據我個人以往經驗，如果長了痘痘仍化妝的話，青春痘是很難治癒的。

•我個人在小痘子「剛」冒出來時，會在晚上洗臉後睡覺前，抹上含有A酸成份的治痘膏（例如：蘭麗綿羊霜），通常第二天痘痘就會消失了。但是使用A酸產品要注意：

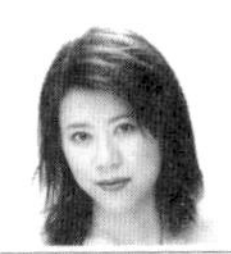

1. 不可曬太陽。（如果確定當天不會外出，我早上才會塗上 *A* 酸治痘劑！）

2. 不可塗過量。（一天二次遵照使用說明，塗在痘痘處「薄薄一層」即可，千萬不要塗整臉，否則整臉脫皮就會又痛又難看！）

3. 塗上 *A* 酸治痘劑二、三天後，痘痘部份會變得乾燥，如果有刺痛感，不妨塗上清爽或不含油份之乳液。

A 酸會讓皮膚脫皮，具有換膚效果。我以前不當擠壓痘痘所留下的疤痕，就是每天塗 *A* 酸產品，慢慢地脫皮、換膚，現在痘疤痕幾乎看不出來了。（在此建議長痘子的讀者們，不要隨便去擠壓青春痘，否則非常容易留下疤痕！）

・不要隨便用手觸摸臉部或托腮幫子，不乾淨的手很容易讓青春痘惡化。

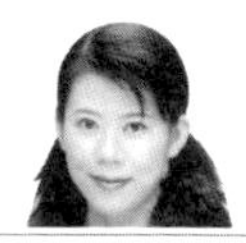

‧隨時注意、替換會接觸臉部的枕頭套、枕巾及安全帽，保持清潔可避免青春痘惡化、滋生。

‧如果長時間在户外忙碌、接觸髒空氣，回到家中，應立刻洗臉。

‧避免處在油污、油煙較多的環境，煮完菜後務必洗臉。

（尤其是採炒、炸等較油膩的烹調方式！）

‧儘量避免吃油炸食物、花生、巧克力等較易長痘痘的食物，尤其女性在生理週期前後這段時間。

‧頭髮不要遮住長痘子的地方。（例如：額頭、兩頰處）

‧髮膠、髮油、護髮霜等整髮劑，避免接觸臉部。

‧避免日曬，做好防曬措施。

‧多吃蔬菜。

‧睡眠充足、不要熬夜。（熬夜最容易長痘子）

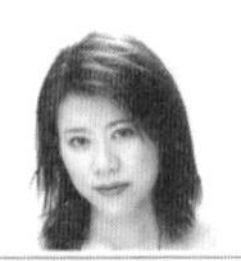

・避免便秘，養成正常排便習慣。蔬菜、水果等含纖維量高的食物可促進腸胃蠕動。

・使用適合青春痘膚質的化妝品及保養品。（一般油性、混合性膚質者，在夏天時痘痘情形會較嚴重，市面的化妝品都有推出適合青春痘膚質適用的產品）

・服用含B_2、B_6、B_{12}及大蒜有效成份之維他命。（此為我個人多年的實際驗證！）

・隨時用吸油面紙，去除臉上多餘油脂。

・適時抒解壓力。（壓力愈大、煩惱愈多，痘痘就易冒出來）

・如果以上方法都不能改善，請找皮膚科醫生診治、開藥治療，以免惡化。

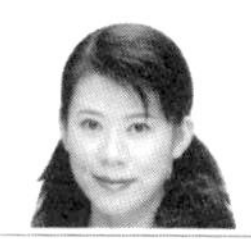

＊美白

・常吃有益養顏美容的食物。（在前述「內服」方面曾介紹過）

・果酸換膚，但建議找合格皮膚科醫生，不要隨便找坊間的美容院（因操作技術水準較參差不齊）。

・「防曬」只是預防「曬黑」，但不會讓肌膚變白，所以除了按照一般肌膚保養的方法，可再加強「美白面膜」及「美白化妝水、精華液」，但是一定要持續、有恒心的使用！

・洗米時，不妨將洗米水留下來洗臉，可使皮膚白白嫩嫩。方法是：洗米水沉澱後，取上面的清水部份洗臉，最後再用普通清水沖淨臉部即可。

・毛細孔泛黑時，不妨先用絞乾的溫熱毛巾（亦可用微波爐加熱）覆蓋在臉上，使毛細孔張開。三分鐘，臉上的污垢會浮出

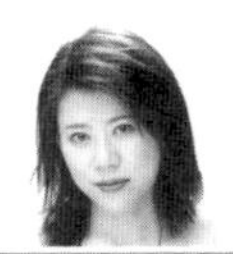

來，此時就徹底地將臉洗淨，臉上的毛細孔就會變的很白淨。

＊雀斑和黑斑

皮膚在經過陽光洗禮之後（尤其是夏季），就會出現膚色粗糙、黯沉、乾燥缺水、黑斑及雀斑明顯增多，甚至產生肌膚缺乏彈性、鬆弛等問題，這就是因為肌膚未做好完善的防護措施。

皮膚經過紫外線的過度照射後，皮膚正常的角質代謝就變得不順暢，黑色素就易停留在肌膚內部，形成黑斑及雀斑；另外，皮膚內的水份蒸發散失，肌膚嚴重缺水時，更易加速肌膚的老化！

・做好洗臉清潔及防曬措施，可以預防黑斑的產生。

・服用前述所提「內服」的食物，也能淡化黑斑，例如：紅蘿蔔汁、大蒜維他命。（但要持續服用）

・「雷射」是最快的方法，但如果沒有做好防曬，雀斑、黑斑一樣會再長出來，詳細情形可先至一般醫院的美容外科、整形科門診洽詢。

・果酸換膚亦可淡化雀斑。（我本人是沒試過，但我的親戚曾接受此方法，效果不錯，但仍舊要注意：一、找合格醫生，不要隨便找坊間的美容師。二、防曬。）

・使用抑制黑斑產生的化妝、保養品。（例如：目前市面上的美白產品，成份包括像是「維他命C衍生物」、「胎盤素」、「甘草精萃」、「天然桑樹精萃」、「當歸萃取液」、「熊果素」……等等，其實就是來抑制黑色素的生成；而「*pitera*」、「薏仁萃取液」、「五加皮萃取液」、「果酸」……等等成份可以加速角質代謝，以便快速消除肌膚表層的黑色素，使斑點淡化，讓皮膚較明亮、白皙。）

・使用不適合或地下工廠製造的化妝、保養品，易造成肌膚

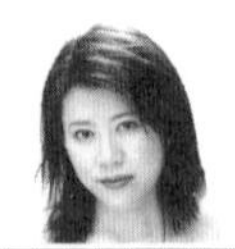

過敏及色素沉澱，長出黑斑。

・睡眠不足、暴飲暴食及長期的壓力都會使皮脂分泌失常，肌膚反而變得油膩、粗糙，冒出痘子，發炎後的色素沉澱亦會形成黑斑。

・「運動」不僅可減輕壓力，亦可促進血液循環、活化肌膚的新陳代謝，預防黑斑的產生。

・黑斑也可至皮膚科求診，採用口服和外用藥劑併用的治療法。

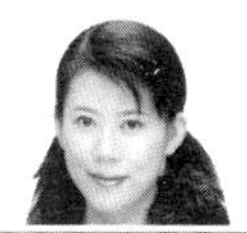

＊消除臉部浮腫的方法

・就寢前三、四個小時，不要攝食過多的水份和鹽份，尤其睡前不要再喝水。

・如果臉部已經浮腫，就用冷毛巾（冰過更好）及已絞乾的熱毛巾「交替使用」敷在臉上，這可促進臉部新陳代謝，排除積存的水分。

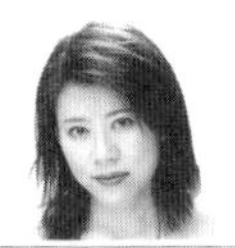

＊消除黑眼圈的方法

・充足的睡眠，不要熬夜。

・用熱毛巾（絞乾），覆蓋在眼睛四周，可加速血液循環，熱毛巾降溫後，要再替換另一條熱毛巾，重複數次使用，效果較好。

・睡前塗上眼霜。

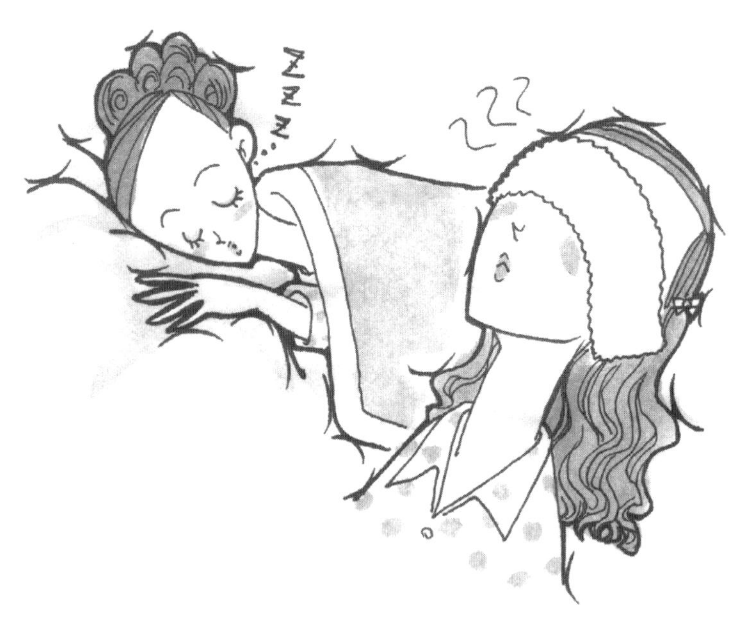

＊唇部保養

嘴唇沒有汗腺和皮脂腺，再加上角質層很薄，所以非常容易乾燥。只要注意以下幾點，相信擁有光澤、亮麗的雙唇並不難。

▲習慣使用「持久性」口紅者，在卸妝時必須使用專用的唇部卸妝品。務必要徹底卸除口紅，否則易造成色素沉澱。

▲為防止嘴唇曬傷，要塗上能隔離紫外線的口紅或護唇膏。

▲不要舔嘴唇，以避免雙唇脫皮。

▲如嘴唇已脫皮，可先用棉花棒沾取低刺激的凡士林或乳液，用「螺旋狀」的按摩方式將翻起的皮去除，再塗上護唇膏。

▲用沾有化妝水的化妝棉覆蓋在嘴唇上五分鐘亦可補充雙唇失去的水分。

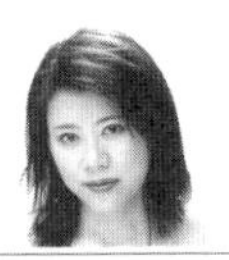

*泡澡

洗澡（泡澡）不僅可以「消耗能量」（根據專家的說法是：沐浴一次相當於走一千公尺所消耗的能量；在四十度的熱水中沐浴二十分鐘，可以消耗二百卡熱量）；另外對於「手腳冰冷」、「雙腳易浮腫」等血液循環不佳者也有改善的效果。當然，只要身體暖和、血行順暢，皮膚當然也會漂亮！

▲「半身浴」減肥、護膚法

①先將二隻腳分別以保鮮膜包裹起來。

②在腳上塗上些凡士林或貼上膠帶以防止保鮮膜剝落及達到密合的效果。

③腰部以下部份浸泡在熱水中15～20分鐘。

▲沐浴的時間以「晚飯」前（可降低食慾）及睡前最佳。飯後不宜馬上洗澡。（至少需飯後一小時以上）

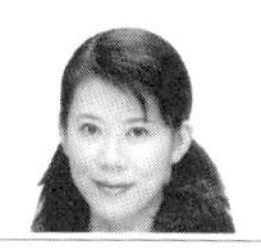

▲「沐浴精」具有使身體放鬆的效果。皮膚乾澀的人可選擇「保濕」效果較佳的沐浴精，達到補充肌膚水分及養分的工作。

市面上有不少沐浴精都具有滋潤配方和保濕因子，不但能深層滋潤肌膚，同時可以按摩去除表皮多餘角質，使肌膚細緻光滑柔嫩。

▲洗澡時將已暖和的身體，用天然素材的「絲瓜絡」輕柔地「由下往上」擦拭身體。這可以使身體發熱、促進發汗、舒張毛孔。當然，洗完澡後，不妨再以冷水沖一次身體，使皮膚的毛細孔達到緊縮的效果。

▲除了沐浴精外，也可至一般傳統的雜貨店買「粗鹽」來泡澡。先將粗鹽全身上下搓一遍，然後即可泡澡。粗鹽除了能美肌外，尚可治療風濕痛、虛冷症、神經痛等。

▲沐浴泡澡時，可將沾濕的熱毛巾覆蓋在眼皮上，即可快速

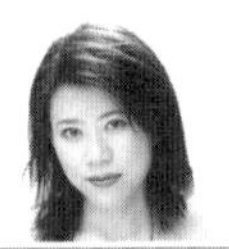

消除眼睛疲勞、恢復光采。

▲把「洗乾淨」的橘子皮或柚子皮放在洗澡水中泡澡，也具有保濕滋潤的效果。

▲洗完澡後，別忘了馬上抹上身體乳液，並稍加按摩一下，讓肌膚更柔嫩！

▲雙腳易浮腫的人，不妨天天將雙腳浸泡在熱水中十至十五分鐘，即可消除疲勞及浮腫的現象。（熱水中如果加上沐浴鹽或粗鹽，效果更佳！）

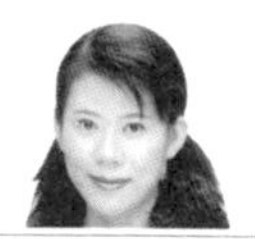

*保養品的保存方法及使用注意事項

使用適合的保養品是可以有效改善肌膚的狀況，但是保養品的「保存方法」與「使用注意事項」更是不可忽略！

一、保養品應置放於溫差變化不大的陰涼處

保養品及化妝品避免置於於陽光直射處、大太陽底下的車中、暖氣口附近。保養品不耐熱也不耐光，溫差過大更容易造成產品成份變質。

二、注意「保存期限」

一般來說，在正確的使用及保存狀況下，保養品在開封後，約可保存三年左右（當然還是得視各品牌保養品所標示的保存期限）。

保養品應儘量在「保存期限」內使用完，如果保養品已經過期，千萬不要因為捨不得丟掉而繼續使用；當然，即使還未過保

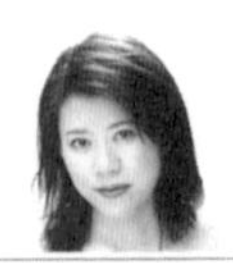

存期限，但是使用保養品後，如果會產生發癢、刺痛的感覺，那也應該馬上停止使用。

以前我常會買許多新上市的保養品，但並不是每一種的使用效果都很好，有些高價外國品牌的知名產品甚至也會產生過敏的現象！遇到這種情形，我當然會立刻停止使用，可是往往也已浪費了許多錢。因此我建議愛美的女性們，不妨先買小瓶裝或索取試用品來試試看比較好。

三、詳閱保養品「使用說明」

使用保養品前，務必詳閱使用方法、用量、使用順序及注意事項等等。

四、勿買未經核可上市的保養品

經過核准上市的保養品，在產品上面都會註明及標示出「製造商」、「進口商」的名稱、地址、核准字號及保養品成份等等

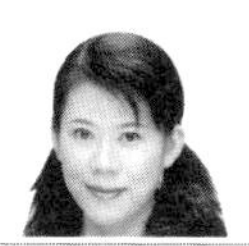

相關資訊。

我常看到許多太太、小姐在路邊攤或夜市購買地下工廠所製造的保養品，這些產品往往不是沒有標示出公司地址，要不然就是沒有核准上市字號等等。用這些便宜的產品真的很沒有保障，品質實在堪慮，如果保養品中還摻雜著「汞」或有害肌膚成份的物質，長期使用後，造成黑斑或皮膚病變的後遺症，恐怕還求訴無門，而且要花更多金錢及時間來補救！

雖然「便宜不一定沒好貨」，但還是要以購買經過核准上市的保養品較有保障。

五、注意清潔

如果保養品倒過量，千萬不要再裝回瓶罐中，以免滋生細菌。

保養品的壓嘴處或瓶口常會堆積物質，最好定期用面紙擦拭

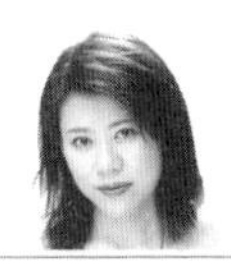

乾淨、保持清潔，以免感染細菌或變質。

罐裝面霜的「內蓋」最好不要丟掉，它可以提高密封性、防止細菌或灰塵的入侵。

三、養成正常的作息、飲食及生活習慣

・避免抽菸。

香菸會破壞維他命C，使血液循環惡化，導致肌膚黯沉泛黑。

・熬夜或睡眠不足皆會使新陳代謝惡化、荷爾蒙失調，造成肌膚黯沉、角質增厚。充份的睡眠可使肌膚新陳代謝活絡。正常的生活作息就是肌膚美麗、健康的基本要則。

・彩妝長時間停在臉上，甚至太懶、太累沒仔細卸妝就睡覺，易生痘痘及皺紋，皮膚也不可能變好的。

四、適當的運動

適當的運動，不僅可以讓肌膚緊實、促進新陳代謝，皮膚的狀況會更好，身體也更健康！

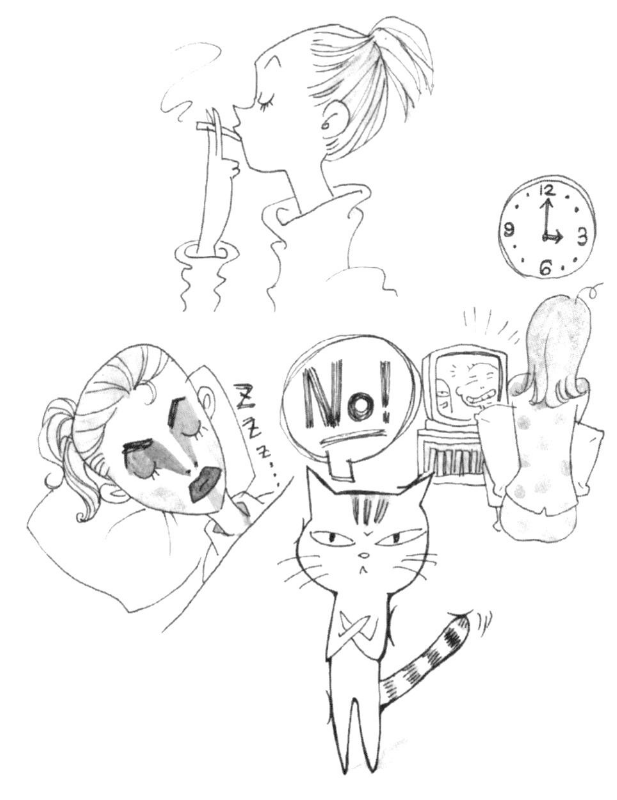

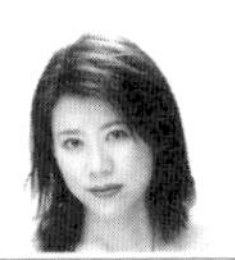

五、保持愉快的心情

壓力大時、血液循環就會惡化，肌膚也會跟著出狀況，產生痘痘及黯沉的現象。

記得有一次我剛到新公司上班，因為壓力比較大，因此內分泌失調、不正常。結果在二天之內，臉上竟然「長滿」了青春痘，而且嚴重情形是我個人從所未見的。後來經歷數星期的時間才消除這些痘子，但仍存有一些痘疤，我前後又花費約一年的時間調理，才慢慢地將青春痘疤痕淡化掉。所以，適時抒解壓力，或是不要「製造壓力」，保持愉快的心情，才能避免青春痘及問題肌膚的產生。

極力推薦「超物美價廉」的保養品

貴的東西不見得最好，有些平價的化妝、保養品，其效果不比專櫃、沙龍差，甚至還更好！

我試過很多名牌、專櫃的保濕霜，但我發現**「歐蕾」保濕霜**，不僅價格合理（才二百五十元左右），而且保濕效果「真的」非常好。

雖然我的肌膚是混合性膚質，但是在冬天時，皮膚也會變得較乾燥。我曾經使用專櫃上千元的保濕產品，但是效果不佳，甚至有些還會過敏。後來改用「歐蕾保濕霜」（無色素、無香精），三天就完全改善肌膚乾燥的狀況，保濕效果真的非常好，而且肌

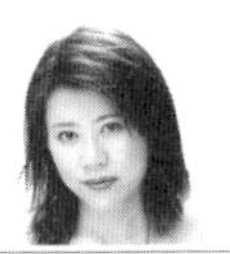

膚變的非常地柔潤！

我曾介紹多位皮膚乾裂、粗燥的同事及朋友使用「歐蕾保濕霜」，使用後的口碑都非常地好！（後來她們都會追問我，哪一個牌子的化妝水、眼霜……等較好？）

在冬天，歐蕾保濕霜非常適合各種膚質的人。夏天時，油性膚質可能會覺得略油，較不適合。我個人在冬天時，只要一瓶「歐蕾保濕霜」，其他什麼精華液、美容液等保養品都免了！

屬於直銷產品的**「永久」護唇膏**不僅可護唇，因為含有蘆薈成份，具有消炎的作用。有時我臉上脫皮或過敏，睡覺前用此護唇膏塗抹，真的也可以有效改善狀況！

「綠豆粉」便宜又好用。將它與水調和敷臉，約10分鐘後洗淨，臉部會感覺非常光滑，長期使用亦可改善問題肌膚的狀況。（「綠豆粉」在一般美容材料行、大型超市、屈臣氏都可買到）

以上三種是我實際用過且真正物美價廉的外用保養品，讀者不妨試試看！

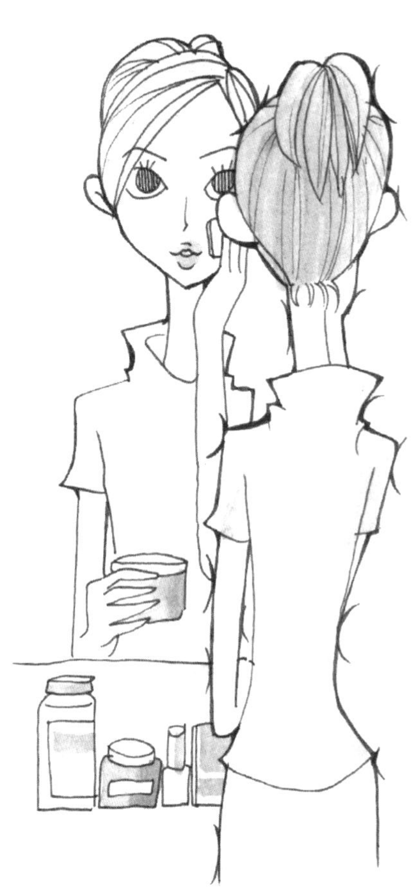

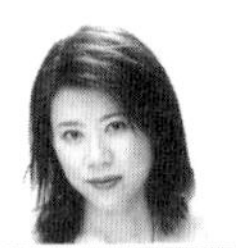

結語

「年輕、美麗」是可以靠後天努力達成的。持之以恒地使用正確方法，絕對可以事半功倍，擁有白皙亮麗的肌膚，讓自己更年輕！

妳看起來比實際年齡老嗎？妳希望自己永遠「二十五歲」嗎？心動不如馬上行動，只有認真去施行才會見效哦！祝妳成功！

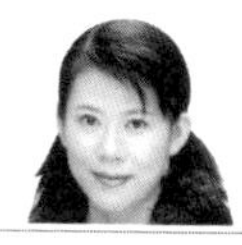

【附錄】

抗癌經驗談

「十九歲」對一般人而言，應屬於青春、花樣年華之際，但是在這一年，我確定自己得到了甲狀腺癌。（其實在十八歲、就讀高中三年級時，我就已發現異樣，但是一年後才確認得到了癌症！）

在十九歲以前，我不瞭解癌症，也不會去注意、關心這方面之資訊，即使身體出現了異常反應，我也不會想到這些與「癌症」有何關聯？

在十八歲到十九歲這一年，我看過很多次門診，但大部份的

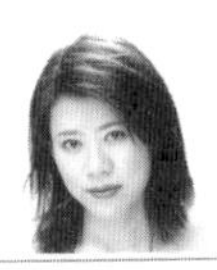

醫生都視我的徵狀為普通疾病，每次都只有開藥給我吃，而未做更進一步詳細的診斷及檢驗。我想，醫生可能也不相信我那麼年輕會得癌症，或者是醫生在這方面的專業素養仍不足夠吧！

「癌症不是絕症」，但是的確很可怕！一般人並不會警覺及體會出癌症的可怕，可能只有自己或家屬得到癌症後才會瞭解。**台灣自民國七十一年起，「癌症」就屬於國人十大死亡疾病的首位，五個人中就有一個人得到癌症，你能說不可怕嗎？**

我不是癌症專家及醫生，只是一位曾經得到癌症的過來人。我現在已三十五歲，在親身經歷、體驗過「癌症」後，我確實汲汲不斷地涉獵癌症方面之資訊，我希望將有關癌症的基本常識及個人就醫過程之經歷、心得與讀者們一起分享。

「癌症」首重於「預防」及「早期診斷、早期治療」，希望讀者們能更珍惜生命，重視「癌症」的存在與威脅，積極充實防癌知識、預防癌症的發生！

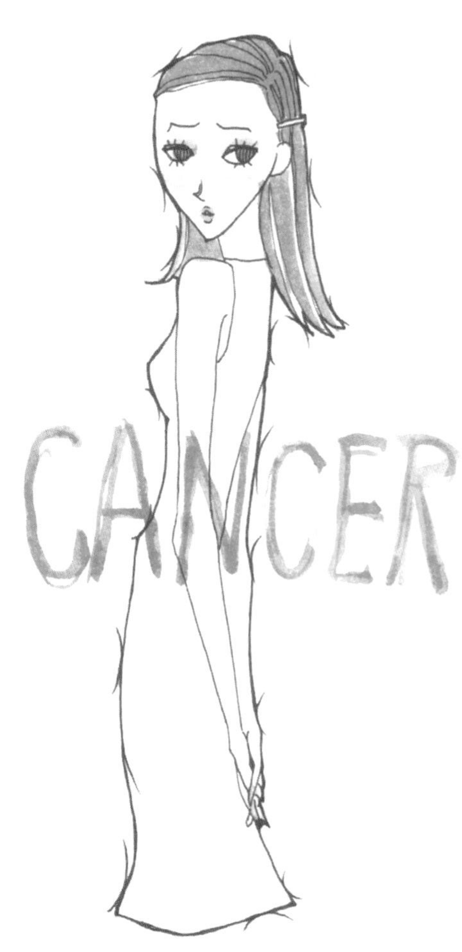

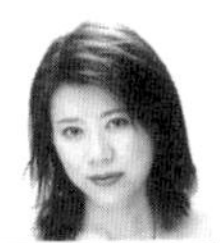

一、什麼是癌症？

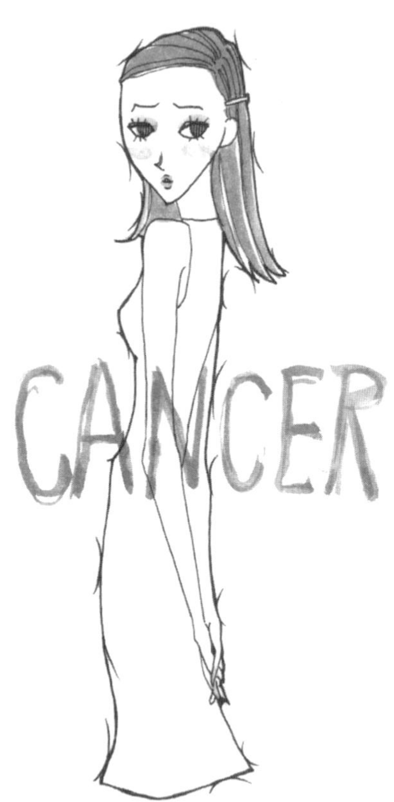

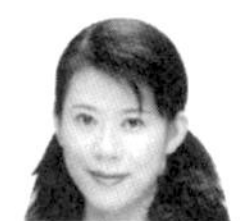

癌症來自於「癌細胞」不自律的繁殖，也是正常細胞的突變。

癌細胞並不受體內自律系統的約束，它與正常細胞爭著攝取營養，能破壞體內新陳代謝系統、免疫系統及正常組織，並且有蔓延性、侵犯性！

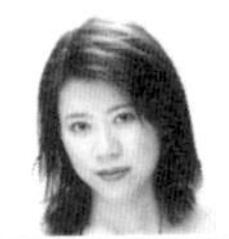

二、誰會得癌症？

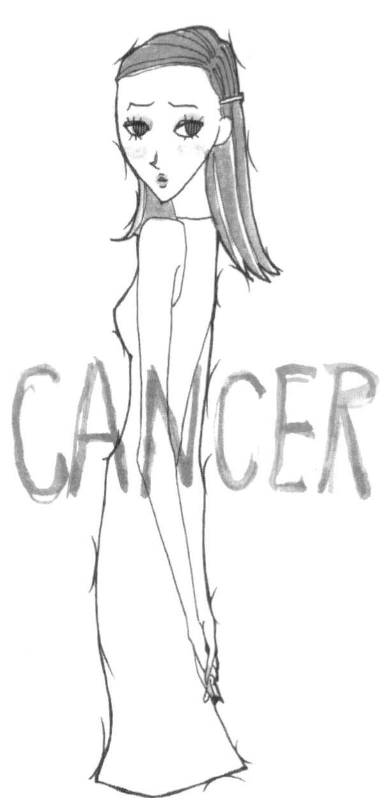

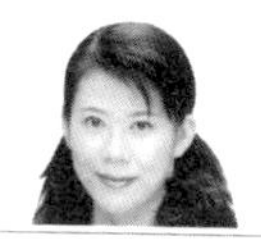

任何年齡、任何人都有可能得到癌症。

癌症是來自多種病因經長期發展出來的慢性病；年齡愈大，得癌症的機會愈多，六十五歲的人得到癌症的機率是年輕人的十倍。（但這並不代表幼兒、年輕人就不會得到癌症！）

遺傳性家族史、職業、生活環境、飲食型態都有可能成為致癌的原因。

當您有下列的生活、飲食習慣或處於下列的環境，您就必須提高警覺！

肝癌

這也是目前男性十大癌症發病順位的第一名。

- 經常攝取含黃麴毒素之食物。
- 患有B型肝炎、肝硬化。

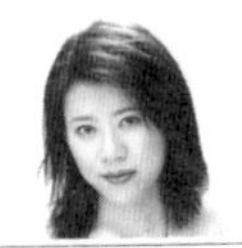

肺癌

- 這是男性十大癌症的第二名。
- 吸菸（尤其是每天半包以上，二十歲以前就開始吸菸者）。
- 工作環境、內容與石棉、碳氫化學氣體接觸。
- 吸二手菸。
- 經常接觸工廠灰塵、煙氣。

大腸、直腸癌

- 攝取高脂肪食物。
- 有得此癌症之家族史。
- 有大腸瘜肉或潰瘍性大腸癌的病史。

子宮頸癌

- 這也是國人女性十大癌症的第一名。
- 十八歲以前即有性經驗。
- 本人或先生有多位性伴侶。

乳癌

是國人女性十大癌症的第二名。

- 攝取高脂肪食物。
- 高齡初產婦。
- 終生未懷孕者。
- 家族病史。
- 五十五歲以後才停經者。

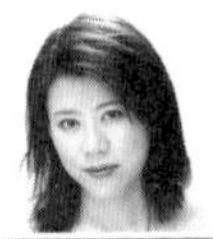

喉癌

- 吸菸。
- 石棉、紡織工人。
- 常喝烈酒。

食道癌

- 嗜食含亞硝酸鹽之食物。（如：醃漬菜）
- 吸菸。
- 喝烈酒。

胃癌

- 嗜食煙燻、醃漬食物。

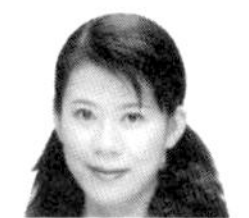

- 螺旋桿菌引起之慢性胃炎。
- 十二指腸潰瘍。
- 胃切除手術。

鼻煙癌

- 嗜食煙燻食物。
- 常吃鹹魚。

口腔癌

- 大量吸菸。
- 嚼檳榔。
- 口腔衛生不佳。
- 常喝烈酒。

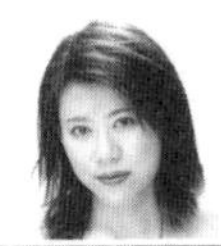

膀胱癌

- 吸菸。
- 烏腳病地區居民。
- 染料工人。

三、癌症的徵兆為何？

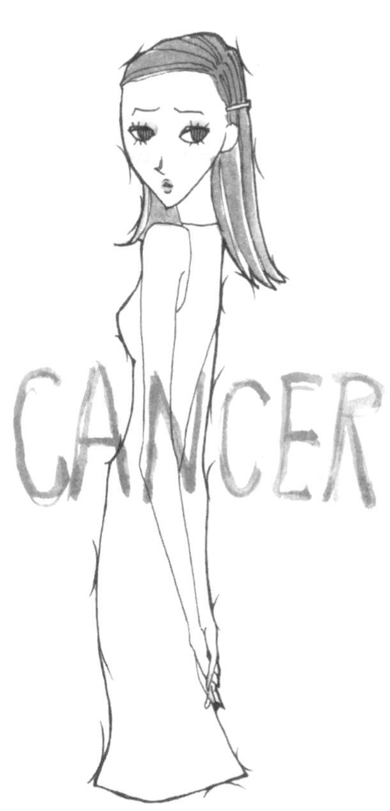

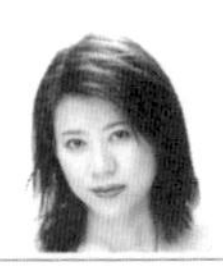

每一種癌症的徵兆並不見得相同，而且也不一定明顯，甚至與一般疾病很難區分辨別。

癌症的早期偵檢，其實真的是靠自己！如果本身已有一些癌症的認識，就可以早期診治、早期治療。如果身體有任何異樣、不適，千萬不要輕忽它。如果小病不治療，等到成為大病或遠端轉移，不僅不易痊癒，而且要投入更多的時間與金錢！

就拿我個人來說，在高三時，我就發現頸部長了個腫瘤。在學校的對面剛好有間小醫院，所以我就利用上課時間看了數次門診。

最初我是看內科，（因為那時我也感冒，而且我也不知道長了腫瘤要掛哪一科？）醫生開了藥給我，但是連續看了三個禮拜，腫瘤仍然存在。

之後，我轉至耳鼻喉科門診，吃了一段時間的藥仍未改善，直到遇見某位剛從台中轉至這間醫院的醫生，他建議我改至台北大醫院去做詳細的檢查。

因為當時我要準備聯考，而且那時「台北」對我而言，是一個人生地不熟的地方，所以我並沒有馬上去台北看病。

除了頸部長了個腫瘤外，我的健康狀況也出了異樣。

原本我在班上賽跑是屬一屬二的，但是在高三時，我的體育成績一落千丈，跑步速度變很慢。（當時我並不瞭解為何會變成這樣？）

接著，我常固定在某個時段（晚上七點左右）即出現暈眩、發燒之情形，然後體力不支地開始昏睡至清晨。那種感覺跟想打瞌睡的感覺並不太一樣，似乎是無法控制的。我也不知道為何會如此？當時，我還因此被父親責怪「不用功、貪睡」呢！

我的注意力及記憶力也變差了，注意力無法集中，書背了幾

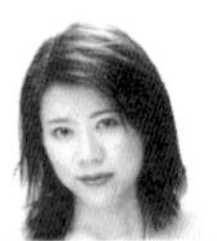

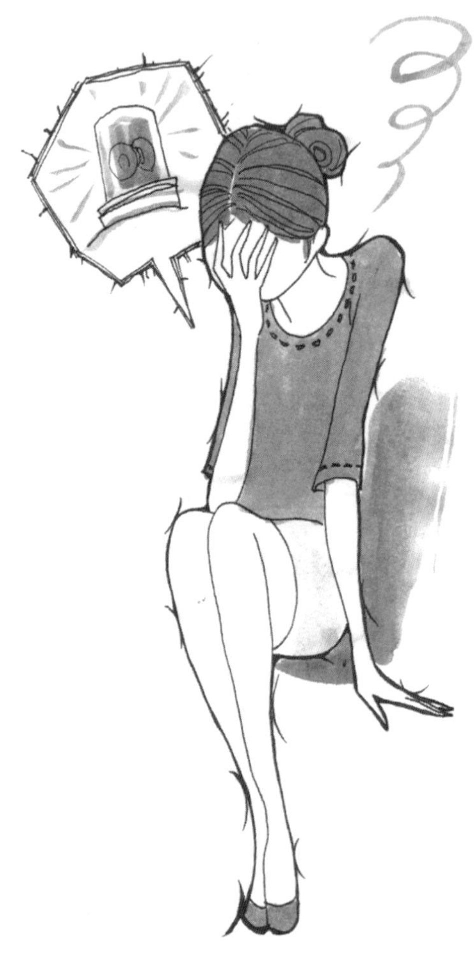

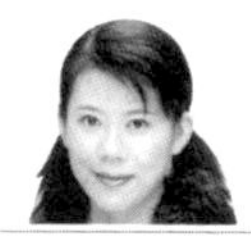

遍仍然記不起來，常常看過就忘了。

另外，我也常流鼻血。（一天流個三、四次，而且流的量很多，時間也很久！）

其實以上這些異樣就蠻不平常了，但是我及我的家人皆缺乏癌症這方面的常識，並沒有警覺到這些異常徵兆之「警訊」！

以下為癌症常出現之重要警訊，希望大家能提高警覺，如有不適及異樣，應迅速就醫檢查。當然，也不一定有這些警訊就代表一定就是得到了癌症，我們並無法自己正確的判斷，仍需由專業的醫生才能診斷、治療！

肝癌

- 輕度黃疸。
- 右上腹疼痛。

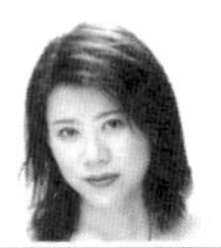

肺癌

- 持續性咳嗽。
- 持續性胸部疼痛。
- 持續性肺感染。
- 聲音異常沙啞。
- 咳血。
- 痰中帶有血絲。

大腸癌、直腸癌

- 血便。
- 大便習慣改變。

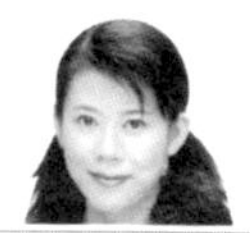

子宮頸癌

- 異樣陰道出血。
- 異常分泌物。
- 性行為後出血。
- 骨盆腔疼痛。

乳癌

- 乳房出現硬塊。
- 乳房或乳頭疼痛。
- 乳房凹陷。
- 乳房有分泌物。
- 腋窩淋巴結腫大。

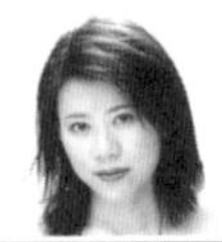

- 乳房皮膚潰瘍或水腫。

喉癌

- 喉嚨有異物感。
- 聲音改變。

食道癌

- 吞食時產生異物感或疼痛。
- 體重減輕。
- 食物難以下嚥。

胃癌

- 血便。
- 胃不舒服。

鼻咽癌

- 鼻血。
- 頭痛。
- 複視。
- 單側耳鳴。
- 聽力改變。
- 頸部淋巴結腫大。

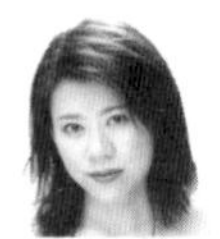

口腔癌

- 異常腫塊。
- 不易癒合或不痛的潰瘍。
- 黏膜白斑症。

膀胱癌

- 血尿。
- 排尿不適。

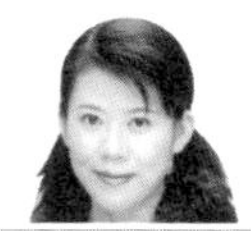

四、為什麼會得癌症？

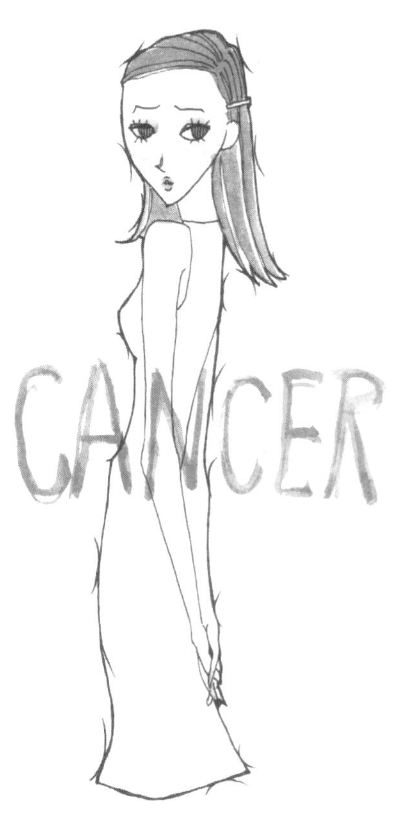

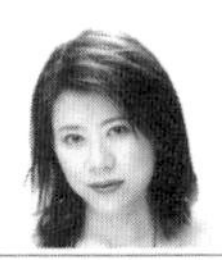

癌症大多是外來的，可來自病毒、染料、食物、菸草、輻射……等許多的原因。

就我個人而言，我的家族並沒有人得過癌症。我從小就很喜歡吃有色素的零食、糖果及泡麵，我覺得這些也可能是我導致癌症的原因之一吧！

五、癌症可以治癒嗎？

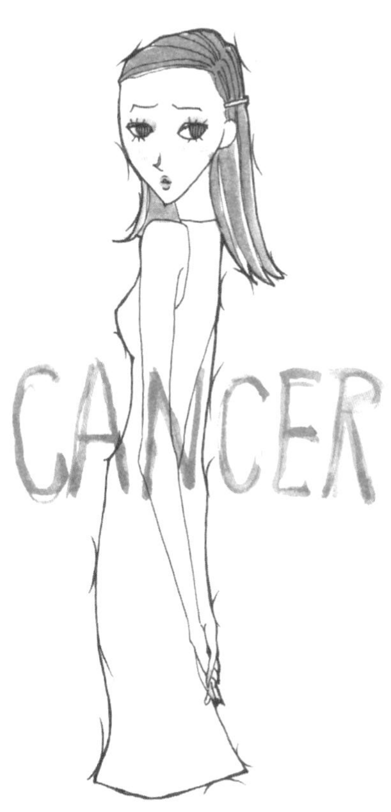

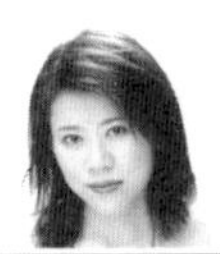

癌症不是絕症，但是早期發現、早期治療之治癒率會較高。所以得到癌症的人，千萬不要放棄求生之意念，因為抗癌成功，完全治癒的人也不在少數。

六、癌症的預防方法

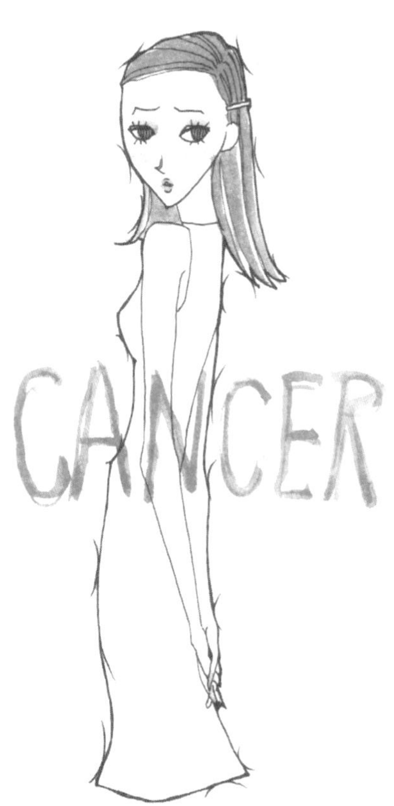

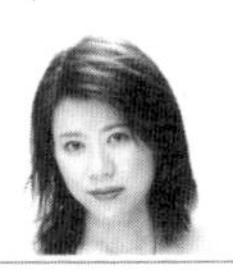

並不是所有的癌症都可以預防，癌症的致病原因也很多，但是若能了解各種「可能」致病的原因，避免且提高警覺，就能有效的預防，大大降低罹患之機會。

癌症的預防在於具有防癌常識並且身體力行之。

- 戒菸。
- 拒吸二手菸。
- 避免過量飲酒，尤其是烈酒。
- 戒吃檳榔。
- 單純的性生活。
- 避免太早（在十八歲以前）發生性關係。
- 食用新鮮食物。
- 減少動物脂肪之攝取。

・工作及生活環境避免接觸、曝露於可能致癌的有機及無機物質。（有機物質——石蠟、苯、瀝青、石油、聚氯乙烯；無機物質——鉀、鎳、皮革塵、石棉、氧化鐵）

・避免幅射線、放射線接觸。

・避免食用有色添加物及人工甘味料。

・避免醃漬、煙燻、碳烤之食物。

・避免食用含硝酸鹽、亞硝酸鹽保存之肉類。例如：香腸、火腿、臘肉。

・食用蔬菜、水果前，務必要沖洗乾淨，去除表面殘留之農藥。

・不過度曝曬於烈陽下。

・均衡攝取食物及營養素。

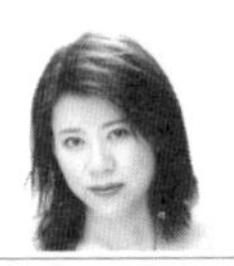

- 避免肥胖，維持正常體重。
- 避免高溫油炸之食物，儘量採取清淡之烹調方式，減少調味料之使用。
- 食用高纖維的食物。
  食物中的五穀、水果、蔬菜及未加工豆類都含有豐富的纖維質。
- 多食用深色蔬菜及水果。
  蔬菜類中的菠菜、芥菜、花椰菜、胡蘿蔔、甘藍菜、包心菜尤佳。
- 補充適量之維他命C及維他命A。
- 多食大蒜及香菇。
  香菇中的多醣類可預防癌症。
- 定期健康檢查。（尤其年紀超過五十歲者）

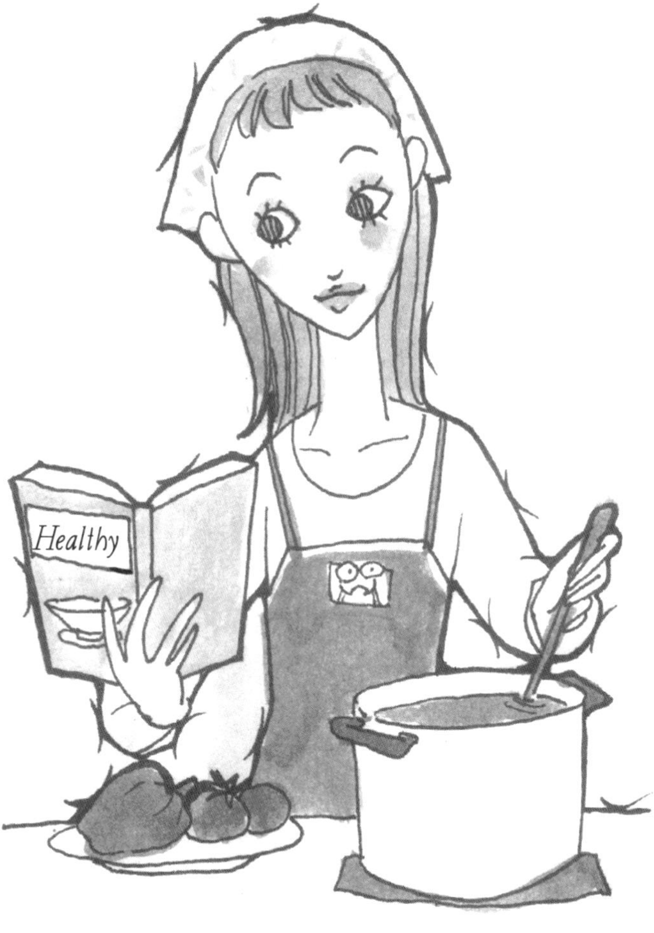

•女性超過三十歲，定期接受子宮頸抹片檢查。

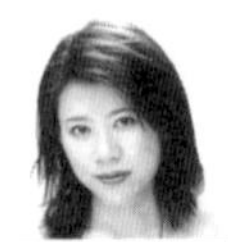

七、癌症的治療方法

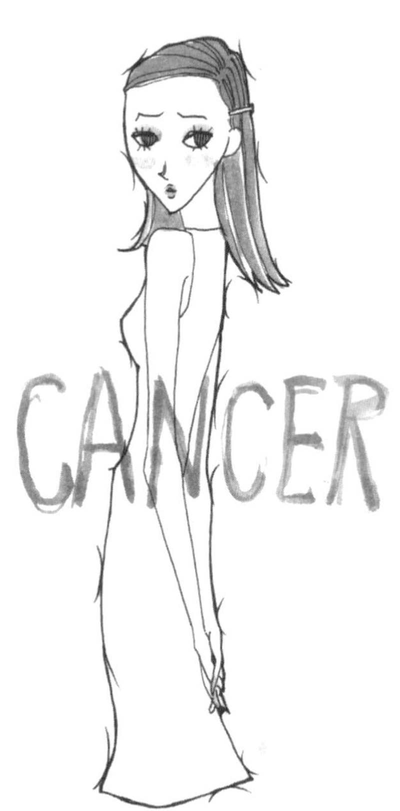

在西醫方面——外科手術、放射線治療、化學藥物治療及免疫治療法。

在中醫方面——抗癌之中藥藥材。

其他：

一般民間常有許多偏方或「氣功」等方式，但我認為，如果沒有任何依據、證明者，不要輕易嘗試，以免延誤病情。

我有一位同事得到癌症後，即尋求氣功師父，但最後仍病逝了。

在我十九歲確定得到癌症時，立刻接受了惡性腫瘤切除手術，但是在出院後的第一次追蹤檢查時，發現癌細胞已擴散……

醫生建議我接受放射治療，但我在聽到其他病友們的談話後，瞭解放射線有副作用，而且也不能保證治癒，所以我放棄了

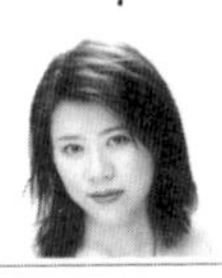

後續之西醫治療。（但我相信現在西醫之技術、設備及醫療水準比十幾年前進步多了！）

我回家後開始涉獵、蒐集癌症方面之資訊，積極尋求抗癌方法。（在此我要特別強調，每一個癌症患者的狀況、病期並不一致，我的方法並不能保證能治癒所有癌症，但確實對身體有益，請讀者不要把我的方法視為治療癌症的唯一方法！）

我除了特別注意上述提及之癌症「預防方法」外，我另外也服用了以下之食物：

小麥草

當時我閱讀了一本關於「小麥草」可抗癌的書籍，所以父親和我一起種植小麥草。

小麥草必須是「現榨而且立刻喝掉」，其效果最好。但因為

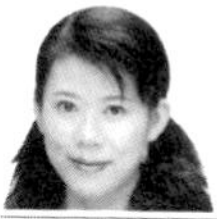

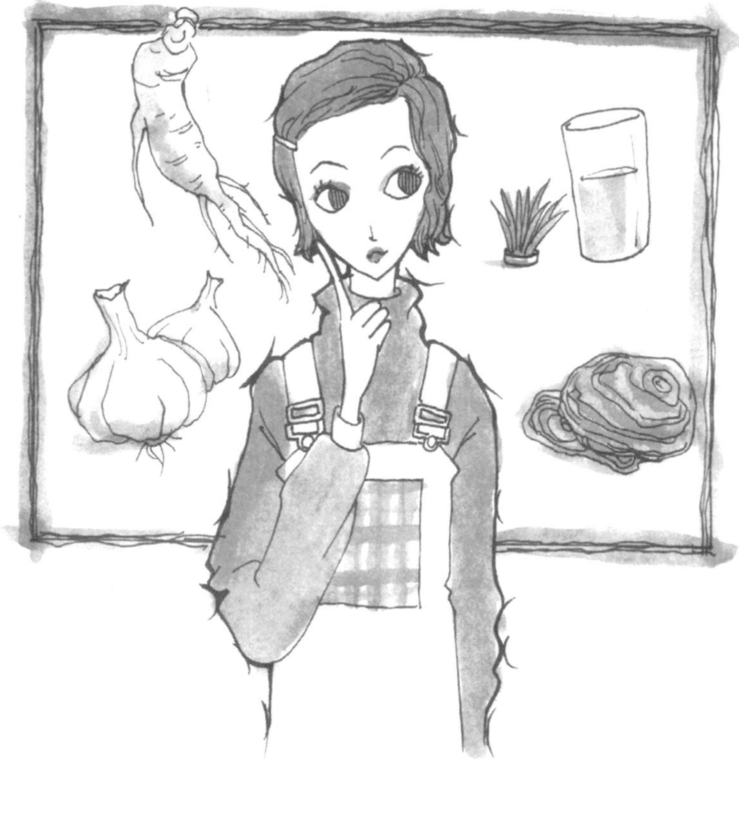

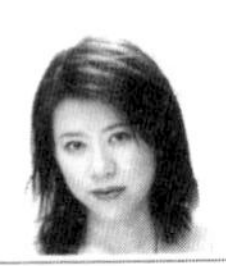

小麥草汁太難喝（草味很重），我往往喝第一口就「噴」出來，所以我經常得捏著鼻子，一口氣把它喝完。

因為小麥草汁真的不太好喝，所以我喝了一段時間就停止了。

大蒜

我看了許多書籍中提到，「大蒜」中的有效成份可以抗癌，所以我就開始生吃大蒜。

我第一次生吃了一大顆蒜，可能太大顆，胸口極度不適，趕緊喝水之後才舒服了一點。之後，我都會先將大蒜切成小碎塊再服用。

因為大蒜易產生口臭，而且有時在外用餐時也不見得有大蒜，所以我到西藥房去買了含有大蒜有效成份及 B_2、B_6、B_{12} 的維他命來服用。後來，我每天不間斷地服用了五年左右。

大蒜的功用在本書前面文章已詳述，所以不再此重述。

人蔘、靈芝

等級較高、品質較佳之人蔘及靈芝，對改善及維持身體健康有很好的效果。

人蔘以「空腹」時服用效果最佳，通常我都是在早上起床後及下午五點左右的這兩個時段服用。

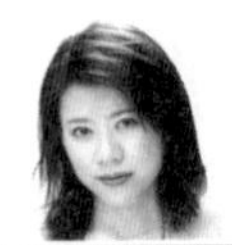

八、如果得到癌症……

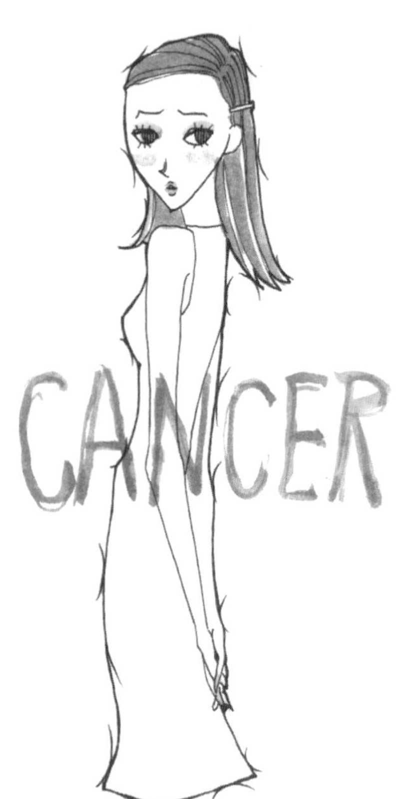

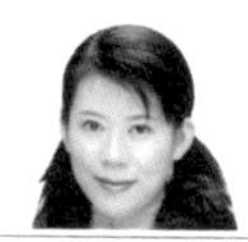

我相信一般得到癌症的人，第一個想法可能就是問：「我還能活多久？」、「怎麼辦？」……

我相信癌症患者心情之沉重是難免而且是必經的過程。

我仍清晰的記得，我最怕知道各項檢查報告的結果，在不知道檢驗結果前，每天都提心吊膽的，也非常害怕答案揭曉的那一剎那！

在我住院接受惡性腫瘤切除手術後，我倒沒有立刻去想到死亡的問題，因為當時開刀傷口的疼痛讓我無暇他想……

也許是我還年輕吧，住院七天後，我就吵著要出院。（當時醫生還給我取一個「最不合作病人」的封號！）

回到家中，我休息了很長的一段時間，並且在家準備重考大學。（其實我那時因就醫、看病已浪費許多時間，現在又得到了癌症，坦白講，我並沒有心思在讀書上面！）

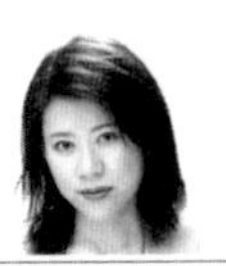

因為腫瘤切除手術影響到聲帶，我的聲音變得很低沉，而且也不能唱歌（尤其是高音）。這對我的打擊似乎比「癌症」更大！以前我在學校是歌唱及演講的佼佼者，突然面臨這樣的改變，真的讓我長達一、二個月，夜夜偷偷躲在棉被裡哭泣……

癌症真的很可怕，它會為癌症患者帶來對未來及生死之不安、不確定及未知的徬徨無助感！

以我個人得到癌症及就醫的經驗，我謹提供以下建議予各位：

㈠確定診斷的正確性

為了避免誤診，要由癌症專科病理醫師詳細判斷及分析。

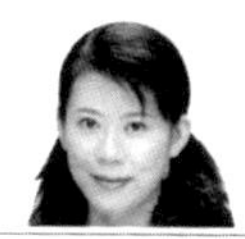

㈡自己才能救自己

癌症患者的心情，其實一般人是很難體會與瞭解。旁人頂多覺得你「很可憐」或同情你，但實質幫助不大。

坦白說，病人問診時，大部份的醫生因為要看非常多的病患，所以無暇詳細解說病情及注意事項，所以癌症患者要自己主動地去涉獵癌症及一般有關健康方面之資訊及常識！

㈢注意飲食及生活習慣

（在本書前面章節已詳述）

㈣找個好醫生、好醫院

在我確定得到癌症前，我看過不下十位大夫以及多次的門診。

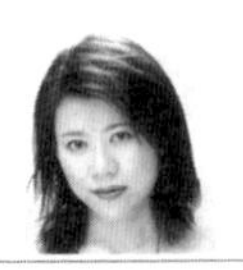

剛開始在桃園的小醫院，不論是內科或耳鼻喉科大夫，都把我的情形視為一般疾病，直到遇到某位剛從台中轉至該院的醫生，方才建議我到台北大醫院做更詳細的檢查。

高中畢業後，我才到台北某大醫院門診。看過內科、外科、耳鼻喉科、新陳代謝科，但是仍然沒有進展。甚至因為我覺得從桃園到台北來看病很麻煩，來回花了數小時，問診幾分鐘就結束，而且毫無改善，我真的多次產生放棄就醫的念頭！（那時很多門診醫生甚至是實習大夫!!）

有一次某醫生叫我去做抽血檢查（報告要一個星期後才出來），這位醫生也沒特別交待我要再來門診看報告，而且他還趕著去吃午飯。當我問他，如果我不再來看病，健康會不會有什麼大礙？醫生竟然回覆：「不要緊！」

因為腫瘤仍沒有消失，我不太放心。不久，我又掛了「一般外科」問診，幸好，我遇到了一位細心又負責任的醫生，在仔細看過我的檢驗報告後，他立刻請我住院做更詳細的切片檢查。

當切片結果證明是癌症後，醫生徵詢我父母的意見（那時我已麻醉、昏迷），立刻替我切除了腫瘤。雖然在追蹤檢查時發現癌細胞已擴散，但我仍感謝這位醫生。

同一家醫院的醫生之醫術及醫德並不一致，病人看病似乎是「碰運氣」！幸運的話，就讓你遇到一位好醫生。

我個人認為，平常我們即需要充實一些醫學常識，從醫生問診的態度、方式及責任感，多少都能夠感覺的出來，這位大夫是不是一位好醫生。

當然，為了避免誤診及良好的治療，選擇具有專業聲譽及設備的醫院也是非常重要的。

選擇有專業素養、責任感的醫生及醫院絶對可以提高癌症的

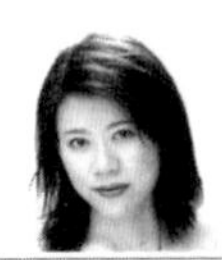

治癒率。

(五)早期診斷、早期治療

當身體出現異狀及不適時，要立刻就醫檢查。如果確認為癌症，早期治療、保握治療的時機也可提高治癒率。

(六)癌症家屬的因應態度

家屬可以幫忙蒐集、涉獵癌症方面的資訊，並注意患者之飲食。當然，如果能夠積極鼓勵患者（例如：提供、告知抗癌成功的病例），與患者一起對抗癌症，陪他走過艱苦的時期，我相信更能提高治癒率。

(七)保持開朗、達觀的心情

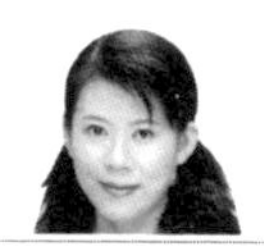

開朗、達觀的心情絕對有助於健康。如果因為「癌症」而絕望、自艾自憐、怨天尤人，我相信對病情是有害而無益。

在我確定得到癌症後半年，我就放棄繼續讀書而至台北工作。從十八歲到現在三十五歲，我確實活了下來，而且還是一個七歲小孩的媽呢！

(八)及早爲自己投保癌症險、醫療險

「癌症」居國人十大死亡疾病之第一名，每五個人就有一個人會得到癌症，而治療癌症的醫療及相關開銷支出及費用更是嚇人，從數十萬至上百萬，真的帶給癌症患者及家屬龐大的經濟壓力。雖然現在有全民健保，但是自費部份仍然不少，如果能在未得癌症前就先投保癌症及醫療險，不幸罹患癌症時，才不會帶給自己及家人龐大的經濟負擔及壓力，而且可以獲得更好的醫療品

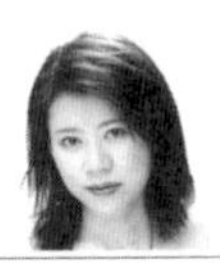

質，放心地去抗癌！

雖然我本身並不是保險從業人員，但是我有朋友因其父親得到肺癌後，前後花費上百萬（雖然其父最後仍然病逝了），但是我的朋友立刻警覺到保險的重要；另外我也認識多位保險人員本身皆曾得到癌症，雖然因已得到癌症，不能再投保癌症險及終身壽險，但是他們反而投入保險市場，積極地宣導「保險」之重要！以後如果有人向您介紹保險，千萬不要認為「沒必要！」因為保險隨著癌症之罹患率增加而益形重要，所謂「不怕一萬，只怕萬一」、「防患未然」!!

希望每位讀者都能充實健康、養生之道，癌症朋友們更要勇敢面對癌症的挑戰！

國家圖書館出版品預行編目資料

3天美麗又年輕！／劉曉菁著. ——
第一版—— 台北市 宇河文化 出版；
紅螞蟻圖書發行，2001〔民90〕
面　　公分，——(健康百寶箱；25)
ISBN 957-659-221-6(平裝)

1.美容 2.衣飾 3.皮膚保養

418.91　　　　89018758

健康百寶箱 25

3天美麗又年輕！

作　　者／劉曉菁
發 行 人／賴秀珍
榮譽總監／張錦基
總 編 輯／何南輝
文字編輯／林芊玲
美術編輯／林美琪
出　　版／宇河文化出版有限公司
發　　行／紅螞蟻圖書有限公司
地　　址／台北市內湖區文德路210巷30弄25號
郵撥帳號／1604621-1　紅螞蟻圖書有限公司
電　　話／(02)2799-9490・2657-0132・2657-0135
傳　　眞／(02)2799-5284
登 記 證／局版北市業字第1446號
印 刷 廠／鴻運彩色印刷有限公司
電　　話／(02)2985-8985・2989-5345
出版日期／2001年2月　第一版第一刷

定價200元

ISBN 957-659-221-6　　Printed in Taiwan